全国基层名老中医效验真传

效验真传

——杨德全特效验方49首

杨德全
李勇华
杨　勤　主编

中国健康传媒集团
中国医药科技出版社

内 容 提 要

　　本书主要介绍了全国基层名老中医药专家杨德全教授治疗内伤杂病、疑难病症的临床经验，内容翔实可靠。全书共分三部分内容，分别为学术思想、临证经验和诊余漫话。本书素材均来源于临床实践，内容丰富，涉及内、外、妇、儿各科，每个病症均以方名为纲，首先介绍中西医概述，而后介绍验方组成、加减、功效、主治、方解，最后佐以病案验证。49 个经验方非常实用，可供各级中医师、中医院校师生及相关科研工作者阅读借鉴。

图书在版编目（CIP）数据

　　全国基层名老中医效验真传：杨德全特效验方 49 首 / 杨德全，李勇华，杨勤主编 . —北京：中国医药科技出版社，2024.4

　　ISBN 978-7-5214-4492-6

　　Ⅰ . ①全… 　Ⅱ . ①杨… ②李… ③杨… 　Ⅲ . ①验方—汇编 　Ⅳ . ① R289.5

　　中国国家版本馆 CIP 数据核字（2024）第 039904 号

美术编辑　陈君杞
版式设计　也　在

出版　**中国健康传媒集团** | **中国医药科技出版社**

地址　北京市海淀区文慧园北路甲 22 号

邮编　100082

电话　发行：010-62227427　邮购：010-62236938

网址　www.cmstp.com

规格　710 × 1000mm $\frac{1}{16}$

印张　10 $\frac{1}{4}$

字数　186 千字

版次　2024 年 4 月第 1 版

印次　2024 年 4 月第 1 次印刷

印刷　大厂回族自治县彩虹印刷有限公司

经销　全国各地新华书店

书号　ISBN 978-7-5214-4492-6

定价　39.00 元

获取新书信息、投稿、为图书纠错，请扫码联系我们。

编委会

主　编　杨德全　李勇华　杨　勤

副主编　付正丰　李杏英　秦建设

编　委（按姓氏笔画排序）

王　静　牟伦厚　杨　昆

吴　巧　吴中成　陈帮莲

周华康　黄　楠　黄光玉

程　锋　熊杨军　熊海波

序

　　中医药文化是中国传统文化的重要组成部分，是中华民族几千年来繁衍昌盛的重要因素之一，是当之无愧的国之瑰宝。从古至今，无数中医药人为中医药的发展注入了源源不断的动力，创造了无比辉煌灿烂的中医药文化。杨德全教授就是其中的佼佼者之一。杨教授是重庆市名中医，重庆市第二、三批老中医药专家学术经验继承工作指导老师，全国基层名老中医药专家学术经验传承工作室指导老师。其中医理论深厚，教学成果丰硕，临床经验丰富，妙手仁心，堪称楷模。

　　杨德全教授执教中医四十余载，进德修业，为人师表，淡泊名利，辛勤耕耘，桃李满园。他是重庆三峡医药高等专科学校中医学院的主要奠基人之一，长期从事中医药教育工作，为三尺讲台奉献了毕生精力和热情，为三峡地区培养了大量中医药人才。如今，杨德全教授已年近古稀，仍坚守在教学一线，除亲自授课外，还不断指导青中年教师提升授课技巧，践行着一名人民教师的初心。

　　杨德全教授研究中医四十余载，有学者风采，学风严谨，孜孜以求，笔耕不辍，著述颇丰。他深入推进中医药学术研究，牵头承担多项区级、市级科研课题，成绩突出，多次获得省市级科技奖项；先后发表学术论文40余篇，其中有多篇中文核心期刊论文；先后主编、参编"十一五""十二五""十三五"规划教材，为中医药理论知识传播做出了积极贡献。

　　杨德全教授执业中医四十余载，有儒医风范，医德高尚，医术高超，悬壶济世，广有医名。他深研《内经》《伤寒》《金匮》等中医经典古籍，博采众家之长，精通内、妇、儿诸科疾病诊治，尤善肝胆系疾病、脾胃系疾病、不育不孕等疑难杂症的诊疗。病患遍及三峡地区各区县，省市外患者也不乏其数，为无数病患解除痛苦与带来希望。在临床诊疗中，杨德全教授一直坚持带徒授业，将其临床经验毫无保留进行传授，杏林薪传，其跟师的弟子中，不少徒弟已成为一方名医，造福大众。

　　本书是杨德全教授四十年临床证治经验的总结。该书内容丰富，既有中医理、法、方、药的系统体系知识，也有其本人独到的临床见解，还有经验效方的介绍。全书文笔简洁，病案丰富，论治精到，值得广大中医从业者、爱好者借鉴学习。

　　该书即将付梓，对杨德全教授的学术经验传承意义重大，对中医药事业发展大有裨益，故乐而为之序，并致以敬意！

重庆三峡医药高等专科学校原校长

2023 年 3 月 6 日

前言

　　我出身寒门，因家母体弱多病，久未得良医，少时便立志业医，救厄解疾。至今我已年近古稀，从事中医药教学、诊疗工作四十余载，手不释卷，临证不断，将毕生精力奉献给了中医药事业。虽不敢言有所建树，临证经验却小有所得。这本小册子便是我在中医临证中不断积累、思考、总结、提炼的产物，也算是对我从业四十年的一次总结和汇报。

　　在钻研中医的道路上，我一直注重两件事：第一，熟读经典，不仅对《内经》《伤寒》《金匮》《温病》四大经典烂熟于胸，对各家学说也精研以博采众家之长。第二，注重理论联系实际，"早跟师、早临证、多临证"一直是我坚持的原则，在不断学习、临证、再学习的循环中积累经验，不断提高。这符合中医学习、传承的客观规律，也是我中医诊疗经验积累、总结、提高的前提，体现了"守正创新"，也是本书编撰的指导思想。

　　本书是我治疗内伤杂病、疑难病症的临床经验，内容翔实可靠，全书共分三部分内容。上篇为学术思想，是弟子们从我日常带教的口传经验整理而来，在临床中正是基于这些认识，提出了诸多治疗疑难杂症的治法治则，并遣方用药，取得了较好的临床疗效。下篇为临证经验，涉及内、外、妇、儿各科，每个病证均以方名为纲。首先介绍中西医概述，而后介绍验方组成、加减、功效、主治、方解，最后佐以病案验证。书中所列病案，均从我多年效验医案中筛选而来，具有典型代表性，有一定的临床价值。附篇为诊余漫话，或为我多年教学、临床之余的代表性学术论文摘要，或为我基于中医理论提出的一些养生方法，为一家之言，供读者参考。

　　我一直致力于中医教学和带徒，带教了大量中医学生，深知中医学习的不易。书中的 49 个经验方非常实用，我毫无保留地将其整理成册，希望此书能对有志于中医学习者提供帮助，也可供各级中医师、中医相关科研工作者阅读借鉴。

本书的编写得到了重庆三峡医药高等专科学校的大力支持，特别是原校长陈地龙教授拨冗欣然为此书作序，令我十分感动，在此表示诚挚的感谢！"杨德全全国基层名老中医药专家传承工作室"的全体弟子，在繁重的教学、诊疗工作下，为本书的编写付出了大量心血，在此表示感谢！其他弟子也为本书的病案整理、校订做了大量工作，不一一枚举，在此一并致谢！中国医药科技出版社及编辑对本书的编撰提出了宝贵意见和大力支持，在此表示感谢！

中医博大精深，笔者水平有限，不足之处，在所难免，敬请广大读者、中医同仁批评指正！

特别说明：根据相关法律规定，从 2020 年穿山甲不再入药，为保证本书处方的完整性和真实性，在 2020 年前的病例，仍在处方中保留了穿山甲这味药。2020 年后的病例未再使用穿山甲，均用土鳖虫替代。以此说明，敬请读者知晓。

杨德全

2023 年 11 月 28 日

目录

学术思想

难病正虚毒瘀论……………………………………………………………… 2

肺病多瘀论…………………………………………………………………… 5

凡治重脾胃…………………………………………………………………… 7

协同药组论…………………………………………………………………… 10

临证经验

气阴双补汤治慢性支气管炎……………………………………………… 16

黄芪灵芝汤治反复呼吸道感染…………………………………………… 18

狼毒二鳖猫爪汤治肺癌…………………………………………………… 21

二甲木鳖散治肺部磨玻璃结节…………………………………………… 23

景天瓜蒌薤白汤治冠心病………………………………………………… 26

益气通络汤治神经性头痛………………………………………………… 29

木鳖二甲通窍汤治颅脑肿瘤……………………………………………… 31

香附郁金汤治慢性非萎缩性胃炎………………………………………… 34

益气健脾解毒活血汤治慢性萎缩性胃炎………………………………… 37

三及溃疡汤治消化性溃疡（含胃糜烂）………………………………… 40

急穿藤梨散治胃癌………………………………………………………… 43

狼毒二鳖灵仙汤治食管癌………………………………………………… 45

健脾温肾清肠汤治慢性结肠炎…………………………………………… 49

阳黄汤治黄疸型肝炎……………………………………………………… 52

乙肝转阴汤治慢性乙型病毒性肝炎 ················· 55

速效消黄饮治慢性重型病毒性肝炎 ················· 58

虎马二甲汤治肝硬化 ······························· 61

八味消脂饮治脂肪肝 ······························· 65

狼毒二鳖消积汤治肝癌、大肠癌 ··················· 68

乌梅山楂饮治息肉 ································· 72

加味防己黄芪汤治急性肾小球肾炎 ················· 75

知柏黄芪汤治慢性肾小球肾炎 ····················· 77

加味知柏汤治前列腺增生症（含慢性前列腺炎） ····· 79

柴胡半夏汤治梅核气 ······························· 82

乌蒺地黄汤治过敏性紫癜 ··························· 84

内伤发热 ··· 86

三乌灵仙汤治风湿性关节炎 ······················· 92

四藤养阴通络汤治类风湿关节炎 ··················· 94

加减独活寄生汤治腰椎间盘突出症 ················· 97

二甲消癥散治卵巢囊肿 ··························· 100

皂甲种子汤治不孕症 ····························· 103

延胡益母汤治痛经 ······························· 105

二甲消瘰丸治甲状腺癌、甲状腺结节、乳腺癌 ····· 108

木鳖消癥散治卵巢癌、宫颈癌、膀胱癌 ··········· 111

息风化痰止痉散治小儿多发性抽动症 ············· 113

三白益母汤治痤疮 ······························· 116

祛风除湿止痒汤治急、慢性湿疹 ················· 118

乌梅蒺藜汤治慢性过敏性荨麻疹 ················· 121

乌梅牡蛎汤治银屑病 ····························· 123

通络止痛汤治带状疱疹后遗神经痛 ··············· 126

辛苍蝉蜕散治过敏性鼻炎 ······················· 129

连梅石斛饮治复发性口疮、扁平苔藓 ············· 131

玄麦射干马勃散治疗慢性咽炎 …………………………………… 134

山甲通窍汤治神经性耳鸣 …………………………………………… 136

加味知柏地黄汤治牙痛 ……………………………………………… 138

乌梅蜀椒汤治龋齿 …………………………………………………… 140

枯矾血余散治化脓性中耳炎 ………………………………………… 142

诊余漫话

附子煎法小议 ………………………………………………………… 146

山豆根临床中毒 3 例 ………………………………………………… 146

重楼降低免疫功能 5 例 ……………………………………………… 148

中医养生的精髓 ……………………………………………………… 149

米醋泡生姜方 ………………………………………………………… 149

癌症的食疗及预防 …………………………………………………… 150

花生莲苡粥 …………………………………………………………… 150

学术思想

难病正虚毒瘀论

难治性疾病，如恶性肿瘤、慢性乙型病毒性肝炎、类风湿关节炎等，尤其是恶性肿瘤，治疗难度大，根治十分困难。杨德全教授对于这些疾病的治疗颇有心得，主张多从毒瘀论治。现以癌病为例，从癌病的病因病机、治则治法、常用方药、大方复方、以毒攻毒等方面简介如下。

一、病因病机

正常机体的脏腑功能和气血阴阳等物质基础均充足，则人体处于一种脏腑协调、气血和谐的状态，即所谓"阴平阳秘"的健康态。机体先天禀赋异常或持久受到外邪入侵，可导致机体脏腑功能和气血阴阳失调，机体自稳和抗病能力下降，即正气不足，从而发生各种疾病，即所谓"正气存内，邪不可干""邪之所凑，其气必虚"。正虚是发病及恶化的内因，是最关键的因素。正如《杂病源流犀浊·积聚癥瘕痃癖痞源流》所说："壮盛之人，必无积聚。必其人正气不足，邪气留着，而后患此。"《张氏医通·积聚》："壮人无积，惟虚人则有之。"

正虚为前提，邪气久踞，阻滞经脉气血，化生热、瘀、痰、湿，日久成结，久积成块，酿成癌毒。在肿瘤的整个过程中，邪正不断较量，在正气虚弱或正强而邪气太盛时，正不胜邪而逐渐耗损，则肿瘤生长旺盛而导致脏腑功能失调、气血紊乱，大肆向全身其他脏器组织侵犯转移，甚至造成多脏器功能衰竭。若释放多种邪毒，耗气伤血，销铄形体物质，最终导致正气耗竭而阴阳离决。

总之，癌病过程体现了虚损、毒聚、痰瘀郁结脉络这一基本病理变化，病邪渐次深入、正虚邪实、病势缠绵，导致癌变经久难愈，渐成痼疾。

二、治则治法

正虚存在于肿瘤的全过程，是其发生发展的内在根本，因此培补正气是治疗肿瘤最根本的原则。正气包括脏腑的功能、物质基础及抗病能力、康复能力等方面，而对于肿瘤患者，首先要考虑的就是在辨证的基础上补充气、血、阴、阳等所缺物质，强健脏腑功能，此谓"养正积自消"。维持人体正常生命活动的物质基础关键是气血，诚谓"人之气血精神也，所以奉生而周于性命者也"。正气之虚始于气血，久则由血及阴，由气及阳，因此补益气血是补益正气的基本点。肾为先天之本，脾为后天之本，脾肾功能是机体的关键动力来源，故调理脏腑关键是补益脾肾为本，以使气血阴阳生化有源。

在扶正的基础上祛邪亦是治疗肿瘤的基本原则。由前述可知，其邪为毒瘀互结，而癌毒其质又有郁、痰、湿、瘀者，其性又有寒或热者，故而在辨证的基础上分别祛之。针对其质，郁者宜疏肝理气达邪；痰者宜健脾化痰剔络；湿者宜健脾祛湿，或化或燥或利或清；瘀者宜通经活血，而针对中医所认为的癥瘕积聚即为瘀，则更需倚仗强力化瘀之功，更兼软坚散结，攻逐瘀毒。针对其性，辨清寒热真假，寒者热之，热者寒之，各相所宜。恶性肿瘤必有癌毒，其性猖獗，非得以抗癌杀毒之专品或配以搜风剔络祛毒之品不可，甚至应用以毒攻毒。因此，治疗须攻防结合，攻补兼施，扶正祛邪，与李小龙截拳道拳法相似，进攻中有防御，防御中有进攻，攻防结合方能克敌制胜。

三、大方复方

如前所述，恶性肿瘤病机错综复杂，证候复合兼夹，非单方或一方所能及，杨德全教授常采用大方复方治疗，多环节作用，方能奏效。杨德全教授常用自拟的基础方扶正解毒活血汤化裁，其药物组成：炙黄芪30g，焦白术20g，灵芝20g，三七粉（冲服）8g，炮山甲粉（冲服）6g（土鳖虫10g代），鳖甲（先煎）20g，蜈蚣2条，壁虎8g，狼毒3g，木鳖子10g，丹参30g，三棱15g，莪术15g，赤芍15g，法半夏12g，鸡内金10g，甘草6g。临床以此为基础方，随症加减，收效良好。扶正解毒活血汤方中炙黄芪、焦白术、灵芝、三七扶正力强，增强患者体质，改善免疫状态；炮山甲、鳖甲、丹参、三棱、莪术、赤芍活血化瘀，软坚散结通络；蜈蚣、壁虎、狼毒、木鳖子解毒抗癌；法半夏化痰散结；鸡内金散结并护胃；甘草益气补中并缓和诸药毒性。

肺癌者，加山慈菇6g，瓜蒌皮15g，川贝母10g；肝癌者，加白花蛇舌草20g，半枝莲20g，虎杖15g，茵陈15g，郁金20g，马鞭草15g；胃癌者，加石见穿10g，急性子15g；脑癌者，加全蝎10g，水蛭10g，桔梗10g；血虚者，加当归6g，熟地15g；阴虚者，加制首乌15g，枸杞15g，女贞子15g，墨旱莲15g；阳虚者，加仙茅15g，淫羊藿15g，巴戟天15g；气郁者，加香附20g，柴胡12g，枳壳15g；痰浊者，加胆南星10g，陈皮10g，茯苓20g；肾精亏虚者，加杜仲20g，怀牛膝20g，桑寄生20g，川续断15g。

现代药理学研究表明，黄芪多糖、灵芝多糖、白术挥发油等成分能促进T、B淋巴细胞的功能，增强机体的自然防御能力，并有抗肿瘤作用。活血化瘀类中药，如丹参、当归、虎杖、赤芍、莪术等能促进纤维蛋白溶解、抑制血小板聚集、改善微循环、降低血液黏稠度等途径改善血液的高凝状态，阻止癌细胞对血管壁的穿透作用，使肿瘤转移灶内新生的毛细血管退化及提高其免疫力。

半枝莲、白花蛇舌草、石见穿、急性子、山慈菇等是目前公认的抗癌药物，其活性成分能抑制肿瘤细胞增殖，促进其凋亡。

虫类药性善走窜，剔邪搜络，攻坚破积，以毒攻毒，抗癌效果好。炮山甲粉为鲮鲤科动物穿山甲的鳞甲，味咸，微寒，入肝、胃经，其性善走窜，能祛瘀散结、攻坚排脓、搜风通络，《本草从新》谓其"专能行散，通经络，达病所"。《医学衷中参西录》曰"穿山甲……其气腥，走窜，其走窜之性，无微不至，故能宣通脏腑，贯彻经络，通达关窍，凡血凝血聚为病，皆能开之。"现根据相关法律规定，穿山甲已不可再用作中药，杨德全教授一般用土鳖虫代替。蜈蚣性温，味辛，有毒，具有息风镇痉、攻毒散结、通络止痛之功能。体外实验证实蜈蚣对多种肿瘤细胞有抑制增殖的作用，低浓度有诱导肿瘤细胞凋亡的作用，中高剂量有杀肿瘤细胞的作用。壁虎，又称守宫，咸、寒，入心、肝二经，能解毒散结、祛风定惊，主要成分守宫多糖可通过诱导肿瘤细胞分化、凋亡、抑制肿瘤新生血管形成以及通过免疫调节抑制肿瘤生长。

四、擅用有毒中药

杨德全教授认为，"癌毒"是恶性肿瘤重要的内在致病因素，来势凶猛，非毒烈峻猛、力专效宏、抗癌杀毒之药不能治。《神农本草经》将365味中药分为上、中、下三品，书中说道："下药一百二十五种，为佐使，主治病以应地，多毒，不可久服。欲除寒热邪气，破积聚愈疾者，本下经。"杨德全教授在临证中治疗恶性肿瘤及包块性疾病，擅长应用"以毒攻毒"之法，出奇制胜，使癌毒得清，达到抑制肿瘤的目的。临证常用"以毒攻毒"类药物有狼毒、木鳖子、山慈菇、水红花子、蜈蚣、全蝎、壁虎、蟾蜍、水蛭等。特别是虫类药，虫类药属血肉有情之品，性喜攻逐走窜，通经达络，善搜剔络中伏邪、攻逐邪积、行气和血、祛除癌毒。

杨德全教授强调"以毒攻毒"的治法，需全面了解有毒中药的中毒剂量及不良反应，在辨证准确的前提下，注重药物配伍，掌握正确的服用方法和解毒措施，胆大心细，方能驾驭，正所谓"谨慎用药砒霜能救人，草率用药人参能杀人"。

狼毒：性味苦、辛、平，有大毒，归肺、脾、肝经，有清热解毒，化痰散结之功，多用于肺癌、肝癌、食管癌、乳腺癌、肠癌、胶质细胞癌等。《本经》曰："主咳逆上气，破积聚，饮食寒热，水气，恶疮，鼠瘘，疽蚀，蛊毒"。《别录》亦云："疗胁下积癖"。故而杨德全教授在治疗肺癌、肝癌、食管癌、淋巴癌等恶性肿瘤时，在辨证选方用药基础上加入本品有较好疗效。临床多用醋狼毒，醋制能降低毒性，剂量不可过大，每剂 3g，入汤剂煎煮内服。

木鳖子：味苦、微甘，性凉，有毒，归肝、脾、胃经，功效攻毒疗疮、消肿散结，常用于疮疡肿毒、瘰疬、乳痈、痔疮肿痛、干癣、秃疮等。杨德全教授在多年的临床中用木鳖子，取其消肿散结作用，用于各种癌症及包块性疾病，效果显著，如肝癌、肺癌、食管癌、胃癌、乳腺癌、大肠癌、宫颈癌、卵巢癌、甲状腺癌、淋巴癌、肺结节、甲状腺结节、瘰疬、肝硬化、脾大、声带息肉、胆息肉、大肠息肉等疾病。本品剂量不宜过大，一般每剂 10g，并且通常要与灵芝配伍，以减轻或抑制其不良反应。

肺病多瘀论

杨德全教授从事中医内科临床多年，常遇多种肺系急、慢性疾病，如咳嗽、喘证、哮病、肺胀等，部分患者按常规常法治疗效果较差，后受《中医杂志》发表的《夜咳治瘀》《肺系顽疾话活血》等文章的启发，在各种肺系疾病治疗中，无论男女老幼，急性、慢性者，均加入活血化瘀之品，偏寒者加温性的当归 10g，川芎 15g，红花 10g 等；偏热者加寒凉的丹参 30g，赤芍 20g，桃仁 12g 等。注意小儿剂量酌减，大便稀溏者，不用当归、桃仁，常获显著疗效，且累用累验。

一、肺的主要生理功能与血瘀的形成

肺主气司呼吸，朝百脉而主治节，全身的血液都通过百脉汇聚于肺，经肺的呼吸，进行体内外清浊之气的交换，然后再将富含清气的血液通过百脉输送到全身。肺朝百脉的功能，是肺气的运动在血液循环中的具体体现，与肺的宣发肃降功能以及宗气"贯心脉"以行营血的作用密切相关。尽管心气是推动血液在脉中循环运行的基本动力，但离不开肺的治理调节。因此，若外感六淫，内伤诸因，影响到肺主治节的功能，心血运行受阻，就会导致血瘀胸中，引起肺系多种疾病的发生。

二、现代解剖学肺循环与血瘀的形成

现代解剖学认为，由右心室射出的静脉血注入肺动脉，经肺动脉各级分支到达肺泡周围的毛细血管网，在此进行气体交换，使静脉血重新变成含氧丰富的动脉血，然后经肺静脉各级属支，再经肺静脉返回左心房，这一循环途径叫肺循环（小循环）。全身的血液都要经心脏流向肺，在肺中完成气体交换。由上可知，中医学"肺朝百脉"的观点与现代解剖学的小循环相似。若内外之邪，干及心肺，均可导致血行障碍，血瘀肺脉，肺失宣降，肺气上逆，同样可引起肺系多种疾病的发生。

三、案例

杨德全教授在临床实践中，治疗肺系各种急、慢性疾病，均加入活血化瘀药，收到很好的效果，现举二例。

例1：周某，女，48岁。2004年3月21日诊。

自诉20天前喉痒干咳无痰，午后夜间为甚，胸闷憋气，呼吸欠畅，口干不欲饮，饮食二便尚可，舌质偏红，苔薄，脉细。前医曾用桑杏汤、清气化痰丸、沙参麦冬汤化裁治疗，但均无活血化瘀之品，服10多剂中药未效。又用西药头孢曲松钠、利巴韦林等静脉滴注1周仍然无效。胸片检查，心肺无异常，故来就诊。

经反复思考，杨德全教授根据患者主要表现，诊断为咳嗽之肺阴虚兼瘀血阻肺证。肺阴亏虚，肺失润降，肺气上逆，故喉痒干咳无痰；肺络瘀阻，气机不畅，故胸闷憋气，呼吸欠畅；午后夜间属阴，阴气偏盛，阳气偏衰，推动血行减弱，瘀滞更甚，又加之阴虚，故咳嗽午后夜间加重。治宜养阴清热，润肺止咳，兼以活血化瘀，仍用沙参麦冬汤加减，唯一不同之处是加入了丹参、桃仁等活血化瘀药。

处方：南沙参15g，麦冬15g，玉竹15g，天花粉15g，川贝母10g（捣），瓜蒌皮15g，百部15g，蝉蜕10g，桔梗10g，丹参30g，赤芍20g，桃仁12g（捣），甘草6g。3剂，水煎温服，每日1剂。

复诊：3月24日，药后咳嗽大减，白天已不咳，晚上偶有咳嗽，诸症基本消失，唯食欲欠佳。遵循效不更方的原则，在原方基础上加神曲15g，再进2剂而收全功，随访1年未复发。

例2：胡某，男，4岁。2003年11月3日诊。

家长代诉患儿经常患感冒咳嗽，全年症状频发，每次必打针，输液半月以上方能治好，父母感到非常头痛。本次患儿咳嗽已有20余天，打针输液达半月之久，但依然未愈。

现患儿咳嗽有痰，日间为甚，时有鼻塞流清涕，汗多动则益甚，极易感冒，纳呆，舌淡苔腻，脉弱。诊断为咳嗽，证属肺脾气虚、痰瘀阻肺，治宜补益肺脾、化痰止咳、活血化瘀，方用补肺汤合玉屏风散加减。

处方：党参10g，生黄芪15g，灵芝15g，紫菀10g，款冬花10g，五味子

3g，防风 3g，焦白术 10g，当归 6g，红花 6g，川芎 10g，白豆蔻（后下）6g，鸡内金 6g。水煎服，3 剂，每日 1 剂。

二诊：11 月 6 日，药后咳嗽基本消失，食纳好转，但汗仍多。在原方基础上加乌梅 6g，再服 3 剂而愈。为了巩固疗效，后用六君子汤合玉屏风散化裁，连进 10 剂，随访 1 年半，未复发。

按：肺病多瘀。现代药理研究亦证实，活血药能降低血液黏稠度，降低血栓素，对抗血小板激活因子，控制有关介质的释放；能改善肺内微循环，促进肺系受损组织的修复，降低了气道的高反应性。此外，某些活血药还能增强人体的抗病机能，减轻气道的炎性反应。所以，在治疗肺系急慢性疾病中，适当加入活血化瘀药，确实能提高疗效。丹参、赤芍、桃仁性味偏于苦寒，故对有热者较宜，且《别录》记载，桃仁还能"止咳逆上气"。当归、红花、川芎性味均为辛温，故对偏寒者恰当，而且《本经》记载，当归还兼具"主咳逆上气"的功效，经反复临床验证筛选，用上述药物为佳。

凡治重脾胃

杨德全教授临证时时不忘脾胃，脾胃为后天之本，气血生化之源，生理功能极为重要，与其他脏腑的关系也极为密切，在所有疾病中都可能有病理相关，故认为在临证中，四诊必问脾胃之候，辨证必审脾胃之异，治疗必用调理脾胃之药，形成了"凡治重脾胃"的学术思想。

一、理论认识

脾主运化，具有把水谷化为精微，并将精微物质转输至全身的生理功能。饮食入胃，必须依赖于脾的运化，也有赖于脾的转输和散精功能，才能把水谷精微"灌溉四旁"和布散至全身。运化水液，是脾将水谷精微中的多余水分，及时地转输至肺和肾，通过肺、肾的气化功能，化为汗液和尿液排出体外。运化水谷和水液，是脾主运化功能的两个方面，二者可分而不可离。脾胃为"后天之本"，气血生化之源，是对其饮食营养和消化吸收功能的高度理论概括。胃主受纳与腐熟水谷，胃以降为和。胃为"太仓""水谷之海""水谷气血之海"。胃必须和脾的运化功能配合，才能使水谷化为精微，以化生气血津液，供养全身，此谓"纳运协调"。脾主升清。升，是指脾气的运动特点。"升清"，即是指水谷精微等营养物质的吸收和上输于心、肺、头目，通过心肺的作用化生气血，以营养全身。故说"脾以升为健"。升和降是脏腑气机的一对矛盾运动。脾的升清，是与胃的降浊相对而言，此谓"升降相因"。脾胃为全身气机升降的枢纽。

脾为"后天之本"，气血生化之源，胃为"太仓""水谷之海""水谷气血之海"。脾与胃纳运相协，升降相因，脾主运化，胃主受纳，胃能受纳与腐熟水谷，脾能将水谷化为精微，并将精微物质转输至全身，两者纳运协调；脾胃为全身气机升降的枢纽。

脾失健运，则出现腹胀、便溏、食欲不振，以至倦怠、消瘦和气血生化不足等病变。若饮食失节，食滞胃脘，胃失和降，亦可影响及脾的升清与运化，可出现腹胀泄泻等症。脾的运化水液功能减退，必然导致水液在体内的停滞，而产生湿、痰、饮等病理产物，甚则导致水肿。

人体脏腑气血是一个有机的整体，脾为气血生化之源，后天之本，五脏皆禀受脾生化的气血而发挥正常的生理功能。并且脾与五脏之间相互制约协调，维持五脏的功能正常发挥。反之，脾胃功能失调，可导致其他脏腑的病变，其他脏腑病变或多或少均会与脾胃相关。

二、临证重脾胃

（一）四诊必审脾胃之候

杨德全教授临证问诊必问脾胃情况，如注意询问食欲、食量，是否口渴，饮水多少，喜冷喜热，以及口中异常味觉及气味等，问排便次数、时间、粪便性状及伴随症状，问胃脘与腹部的感觉，是否胀痛，是否有嗳气、矢气，是否有反酸、胃灼热等。问诊的目的，在于明确是否有脾胃本身的病变，或者他病累及脾胃与否。

（二）辨证必审脾胃之异

在辨证时，无论何病，必然会在基本辨证的基础上考虑患者的脾胃功能如何，是否为脾胃本身之变，还是他脏涉及脾胃，明确脾胃在患者疾病中的地位，分清主次，为下一步论治中主治脾胃、稍调脾胃还是仅保护脾胃的临床决策作基础。

（三）治疗重脾胃

1. 治脾胃之候

对于口渴、口味异常、纳呆、饥不欲食、脘胀、嗳气、吐酸、胃灼热、胃痛、腹胀、腹痛、肠鸣、矢气、便秘、便溏等脾胃之候，杨德全教授在临证中必然会处理，在不离大体寒热虚实的基础上辨证处理。如口渴多为胃热伤津，常加天花粉、生麦芽清热养胃生津；口中异味、纳呆，常是中焦湿热所致，多加豆蔻、佩兰、鸡内金芳化湿热，醒脾开胃；饥不欲食多是胃阴虚，必加山药、石斛专养胃阴；胃脘胀满、嗳气，多是肝气犯胃，肝胃不和，常加木香、香附疏肝理气；如见吐酸、胃灼热，多为肝胃郁热，加左金丸、海螵蛸疏肝清热制酸；若见胃痛、腹胀、腹痛、肠鸣、矢气，多为肝郁气滞，常加柴胡、枳壳、木香、香附、延胡索、炒川楝子疏肝解郁，理气止痛；兼便秘，多为胃肠积热，常加大黄泻热通便；若见大便稀溏，多是脾虚，必加焦白术、茯苓、白扁豆、莲子健脾止泻。

2. 凡治必保脾胃

无论脾胃病变是否处于中心地位，都把保护脾胃贯穿整个治疗的始终。如脾胃病变为中心，则须辨证明确寒热虚实，予以脾胃调理的主方。如为他病，稍兼脾胃之变，则在辨证论治的基础上，予以脾胃小方兼调，如兼用疏调脾胃的四磨汤、四逆散，消导脾胃的五消饮，祛痰湿脾滞的平胃散，化瘀散结止痛的失笑散，补益脾胃的四君子汤，柔润脾胃的益胃汤，理中温散的理中汤等。如脾胃病变不明显，亦需保护脾胃，以助后天抗病或防药苦伤胃，常在辨证处方中，加用鸡内金、焦山楂、建曲、炒二芽、炒白术等药物健脾开胃，加用陈皮、木香、砂仁、槟榔、厚朴、莱菔子等行气醒脾胃。

3. 临证中注重脾胃物质基础之盈亏

脾胃正常生理功能的维持，需要脾胃气血阴阳等物质基础的充实。脾之虚，多因饮食、劳倦、思虑过度所伤，或病后失调所致脾气虚、脾阳虚、脾气下陷、脾不统血等；胃之虚，多因饮食不节，饥饱失常，久病失养，或因吐泻太过，或温热病后期，耗伤阴津，或老年阴血亏少等原因所致的胃阴虚。临证中要特别重视每个患者是否有脾胃功能失调，是否有脾胃气血阴阳不足的基础，主张在物质基础充足的基础上健运脾胃。常用四君子汤、六君子汤、香砂六君子汤、补中益气汤、归脾汤、益胃汤、沙参麦冬汤、理中汤、小建中汤、黄芪建中汤、附子理中汤等方剂。

4. 调理脾胃擅用"和"法

脾升胃降，脾胃为人体气机升降的枢纽，脾胃气机不畅多源于木不疏土，肝气郁结横逆犯脾胃，当疏肝健脾和胃，多用柴胡疏肝散、逍遥散、四逆散等方；纳运不协调，腹胀、纳呆、嗳腐吞酸等，当健脾开胃消积，常用香砂六君子汤合保和丸等；燥润不及，见饥不欲食、渴不欲饮、舌红少苔等，当柔肝益胃生津，常用芍药甘草汤、一贯煎、益胃汤、沙参麦冬汤等。

杨德全教授亦注重杂病从脾胃论治。脾胃五行属土，属于中焦，同为"气血生化之源"，是后天之本。中医将人体看作是一个有机的整体，讲究"四季脾旺不受邪"。《脾胃论》曰："百病皆由脾胃衰而生""治脾胃即可以安五脏"。脾胃如果出现问题，就可以影响他脏，而他脏病变也会影响到脾胃。不论外感内伤，皆与脾胃元气的充盛与否有关，"脾胃乃伤，百病由生"。临床上，某些疑难病在纷繁复杂的症状后，脾胃往往是病变的关键，无从下手时当从脾胃论治。叶天士提出"上下交损，当治其中"。该理论源于《内经》，兴于东垣，后由叶氏总结发挥，形成了较有特色的治法。杨德全教授深得此意，在治疗心肾失交、肺肾同病、心肝同病、肺肝同病时，多取中治，以脾胃调治为中心。

协同药组论

提炼药组，药简力宏，达到最佳组合，取得显著疗效，收事半功倍效果。杨德全教授通过多年的临床实践，把功效相近，或经药理研究证实治疗该病有特效的药物，反复筛选加以组合用于临床，临床效果满意。

一、颈四味

即葛根 20g，姜黄 10g，威灵仙 15g，鸡血藤 30g 配伍，治疗颈椎病，颈项不适，肩背痛，头昏，上肢麻木有特效。葛根是治疗颈项强痛的要药；姜黄辛散苦燥温通，能通经止痛，祛风除痹，长于行肢臂；威灵仙祛风湿、通经络，为治风湿痹痛要药，药理研究证实其能治疗颈椎病；鸡血藤养血活血，舒筋通络，对于经脉不畅，络脉不和之肢体麻木有显效，四药配合，相得益彰，故而对颈椎病有特效。

二、肾四味

即杜仲 20g，桑寄生 20g，续断 15g，怀牛膝 20g 配伍，治疗肾虚腰膝酸软，头晕耳鸣效果显著。杜仲有补肝肾，强筋骨作用；桑寄生有祛风湿，补肝肾，强筋骨功效；续断有补肝肾，强筋骨，续伤折之功；怀牛膝有逐瘀通经，补肝肾，强筋骨等作用，四药功效相近，联用补肝肾，强筋骨之力强大，故对肝肾亏虚，筋骨不健疗效显著。

三、降酶三味

即马鞭草 15g，败酱草 20g，五味子 10g 配伍，降低转氨酶，包括谷丙转氨酶、谷草转氨酶、碱性磷酸酶，γ- 谷氨酰转肽酶等。马鞭草有活血散瘀、解毒、利水、退黄、截疟之功，据药理研究证实马鞭草对急性肝炎、乙型肝炎、肝硬化腹水有较好的治疗作用；药理研究表明，败酱草能促使肝细胞再生，改善肝功能，治疗急性黄疸型肝炎、肝脓肿等；药理研究证实，五味子能利胆，降低血清转氨酶，对肝细胞有保护作用。因此，三味药配合对病毒性肝炎、肝硬化、脂肪肝等各种酶高者降酶效果较好。

四、消蛋白三味

即白茅根 20g，薏苡仁 20g，墨旱莲 15g 配伍，消蛋白尿效佳。白茅根有凉血止血，清热利尿之功，现代药理研究证实其能治疗尿血，急性肾衰竭等疾病；薏苡仁有利水渗湿作用，可用于小便不利、水肿等症；墨旱莲有补益肝肾，凉血止血功效，常用于肝肾阴虚、阴虚血热证。三味药均有清热、凉血、利尿等作用，合用对急慢性肾炎、肾病综合征、肾衰竭等出现尿蛋白高者效果好。

五、降糖四味

即天花粉 20g，葛根 20g，山药 20g，黄精 15g 配伍，降血糖效果较好。天花粉清热生津，葛根生津止渴，山药生津益肾，黄精补气养阴、润肺、健脾、滋肾，四药均有养阴生津止渴之功，药理研究证实都有降血糖作用，配合应用降血糖力强。

六、退腻苔三味

即白豆蔻（后下）10g，苍术 10g，薏苡仁 20g 配伍，消白腻苔，治疗寒湿困脾，胃脘痞满，不思饮食，苔白厚腻者，加草豆蔻 10g（后下），有独到疗效。因白豆蔻性味辛温，归肺、脾、胃经，有化湿行气，温中止呕，开胃消食功效；苍术辛苦温，归脾、胃、肝经，有燥湿健脾作用；薏苡仁甘淡凉，归脾、胃、肺经，功能利水渗湿。三药均归脾、胃经，分别有芳香化湿、苦温燥湿、淡渗利湿之功，药性偏温，联用对寒湿、痰湿所致白腻苔效果好。若白厚腻苔严重顽固，加燥湿力更强的草豆蔻。

若白豆蔻（后下）10g，佩兰（后下）10g，薏苡仁 20g 配伍，则祛黄腻苔，治疗湿热中阻，口苦，纳呆，苔黄腻。因白豆蔻、佩兰芳香化湿，薏苡仁淡渗利湿，合用药性偏凉，对湿热、痰热引起的黄腻苔疗效佳。

七、胸四味

即瓜蒌皮 15g，郁金 20g，延胡索 30g，丝瓜络 10g 配伍，治疗多种原因导致的胸痛疗效颇佳。瓜蒌皮能利气宽胸；郁金能活血止痛，行气解郁；延胡索为行气活血止痛要药，李时珍《本草纲目》曰："能行血中气滞，气中血滞，专治一身上下诸痛，用之中的，妙不可言。"丝瓜络通经活络。四药功效相近，均有行气活血通络作用，配伍能增强行气活血、通络止痛之力。

八、癌痛三味

即徐长卿（后下）10g，透骨草 15g，延胡索 30g 配伍，治疗癌性疼痛、带状疱疹后遗神经痛效果好。徐长卿有祛风通络止痛功效，经现代药理研究发现，其所含的丹皮酚有镇痛、镇静作用，可用于治疗手术后疼痛，癌症疼痛；透骨草有祛风除湿，舒筋活血，散结消肿，解毒止痛之功，药理研究证实有抗癌、镇痛作用；延胡索为活血行气止痛要药。三者合用，止痛力强大。

九、化石四金

即金钱草 20g，海金沙（包煎）20g，鸡内金 10g，郁金 20g 配伍，治疗胆结石、肾结石、输尿管结石、膀胱结石等效佳。金钱草功效除湿退黄，利尿通淋，解毒消肿，药理研究证实其能明显促进胆汁分泌，使胆管泥沙状结石易于排出，用于治疗胆石症、胆囊炎、泌尿系结石等；海金沙有清利湿热，通淋止痛功效，药理研究证实其有利尿排石作用；鸡内金有化坚消石等作用；郁金有利胆退黄功效。四药配伍对各种结石有显著疗效。

十、更年三味

即煅龙骨（先煎）30g，煅牡蛎（先煎）30g，乌梅 15g 配伍，治疗经断前后诸证，如面红，烘热汗出疗效颇佳。因煅龙骨有平肝潜阳，收敛固涩作用；煅牡蛎有潜阳益阴，收敛固涩等功效；乌梅性味酸涩平，有收敛止汗之功。三药联用能益阴潜阳，收敛止汗，对阴虚阳浮，烘热汗出有特效。

十一、溃疡三味

即海螵蛸 15g，白及 15g，三七粉（冲服）8g 配伍，治疗胃、十二指肠球部溃疡，胃糜烂，溃疡性结肠炎等疗效显著。海螵蛸性味咸涩温，有收敛止血，制酸止痛，收湿敛疮等作用，据现代药理研究证实，所含的碳酸钙能中和胃酸，改变胃内容物 pH 值，降低胃蛋白酶活性，促进溃疡面愈合，可用于治疗胃溃疡、十二指肠球部溃疡等疾病；白及有收敛止血，消肿生肌之功，药理研究表明其能治疗消化道出血，十二指肠溃疡、肺结核咯血、溃疡性结肠炎等疾病；三七功效化瘀止血，消肿定痛，药理研究证实三七可治疗各种出血。三药联用有收敛止血，化瘀生肌，制酸止痛之效，对上述疾病有特效。

临证经验

气阴双补汤治慢性支气管炎

慢性支气管炎，是气管、支气管黏膜及其周围组织的慢性非特异性炎症。临床上较为常见，以中老年患者居多。发病原因主要与吸烟、空气污染、职业粉尘、感染等因素有关。常表现为慢性咳嗽、咯痰、喘息，其病理特点是支气管腺体增生、痰液分泌增多。若咳嗽、咯痰或伴喘息，每年发病持续3个月，连续2年或以上，并能排除其他心、肺疾患时，即可诊断。本病起病缓慢，病程较长，常反复急性发作而加重，病情迁延，缠绵难愈。西医学以抗感染、祛痰止咳、平喘解痉等治疗为主。

根据临床表现，慢性支气管炎多属中医之"咳嗽""喘证""痰饮"等范畴。杨德全教授认为该病的发生发展与脏腑功能失调，尤其是与肺、脾功能衰退有着密切的关系，正如古代医家所云："咳者，肺之本也""脾为生痰之源"。慢性支气管炎以反复发作，经久不愈为其特点，"久病耗伤正气""久病入络"是其必然。久咳伤肺，肺气不足，气失所主，清肃无权，气不化津，积液成痰，痰湿阻肺，致使咳喘缠绵不愈。"肺为娇脏"，不耐寒热，风燥、寒热之邪均能伤肺，风燥之邪郁结于肺，日久化热伤阴，肺阴亏耗，失于滋润；或情志不调，气机郁滞，日久化火伤津耗液，致肺阴不足，肺热叶焦，失于清肃，气逆于上而咳。肺为"阳中之阴"，慢性支气管炎中后期往往更易损伤肺之气阴，因此在临床上以气阴两虚者为多，杨德全教授依据这一病机变化特点，创立了气阴双补汤加减治疗本病，效果显著。

一、气阴双补汤

[组成]炙黄芪30g，南沙参15g，白术15g，防风10g，灵芝20g，麦冬15g，玉竹15g，百合15g，川贝母10g，百部15g，紫菀15g，款冬花15g，天花粉15g，蝉蜕10g，桔梗10g，丹参30g，赤芍15g，生甘草6g。

[煎服法]水煎25分钟，每剂煎3遍，混匀，饭前温服，每日3次。

[加减]咳嗽干呕者，加炙枇杷叶15g，润肺止咳，和胃降逆；汗多，动则益甚者，加乌梅15g，煅牡蛎（先煎）30g，收敛止汗；有盗汗者，加地骨皮15g，知母15g，滋阴清热；过敏体质者去蝉蜕，加刺蒺藜15g，木蝴蝶10g，祛风止痒，利咽喉。

[功效]益气养阴，润肺止咳。

[主治]慢性支气管炎气阴两虚型。

［方解］方中炙黄芪入肺脾经，补气升阳，固表止汗；南沙参性寒味甘，既滋阴润肺，又清肺祛痰，两者共为君药，气阴双补。白术健脾益气，防风祛风解表，与黄芪配合，实卫固表，三者组成玉屏风散，功能益气固卫疏表，加灵芝益气养肺，增强免疫功能；麦冬、玉竹、百合养阴生津、润肺止咳；川贝母、紫菀、款冬花、百部润肺下气、化痰止咳，四者配伍祛痰止咳之力甚强，以上共为臣药。佐以天花粉生津止渴；蝉蜕祛风止痒，治热性咳嗽咽痒颇佳；桔梗宣肺、祛痰、利咽；丹参、赤芍活血化瘀，"肺病多瘀"，对咳嗽偏热者效佳。使以生甘草调和诸药。全方配合，具有益气养阴，润肺止咳之效。

二、病案举例

病例1：倪某，女，79岁，2020年12月16日初诊。

患者反复咳嗽、咯痰半年余，用诸多中、西药治疗，效果不佳。刻诊：反复咳嗽、咯痰，痰多，色白带黄，咽痒明显，口黏口苦，怕冷易感冒，烘热，自汗盗汗，膝软乏力，头晕伴发作性头痛，纳差，眠可，二便正常，舌尖及两侧灼痛，查舌体未见糜烂，舌红苔黄，脉细弱。

中医诊断：咳嗽。

辨证：气阴亏虚证。

治法：补益肺气，养阴清热，化痰止咳。

处方：气阴双补汤加减。

药用：南沙参15g，麦冬15g，黄芪30g，玉竹15g，百合15g，天花粉15g，炒白术15g，防风10g，蝉蜕10g，百部15g，桔梗10g，川贝母6g，蜜枇杷叶15g，知母15g，黄柏15g，煅牡蛎（先煎）30g，灵芝20g，丹参30g，赤芍15g，盐杜仲20g，牛膝20g，桑寄生20g，续断15g，醋鸡内金10g，川芎10g，生甘草6g。5剂，每日1剂，水煎温服，每日3次。

二诊：12月23日，药后诸症大减，咳嗽、咽痒、头晕、头痛、烘热、自汗均缓解，但仍盗汗，左侧舌边仍痛，遇冷空气刺激时鼻塞、流清涕、打喷嚏，便秘，舌红苔薄黄，脉细缓。上方去川芎，加连翘15g，乌梅15g，滋阴清热；加辛夷（包煎）10g，炒苍耳子10g，宣通鼻窍。5剂。

三诊：12月30日，患者服10剂药后，咳嗽、汗多、膝软乏力、舌痛明显改善，仅感背部及足心发热，眠差，舌红苔黄，脉缓。在二诊基础上去杜仲、续断、桑寄生，加鸡血藤30g，活血通络；加首乌藤30g，炒酸枣仁20g，安神助眠。5剂。

四诊：2021年1月8日，药后各种症状基本消失，另诉足趾转筋，故二诊方去辛夷、苍耳子，加白芍 15g，木瓜 15g，缓急解痉，舒筋活络。5 剂。

五诊：2021 年 1 月 13 日，患者服完 20 剂药后，临床症状均消失。建议四诊方再进 10 剂，加以巩固。嘱饮食清淡，适当锻炼，避免受凉。

病例 2：任某，女，64 岁，2017 年 8 月 9 日初诊。

患者平素易感冒，有慢性支气管炎病史。15 天前因受凉后出现恶寒，鼻塞，咳嗽，咽痒，头身疼痛。自行服用感冒药后上诉症状稍有缓解。但咳嗽仍有反复，故来就诊。刻下症见：咳嗽，咳少量白色泡沫痰，咽痒，易感冒，口干，手足心热，动则汗出，纳呆便溏，舌红苔薄黄，脉细数。

中医诊断：咳嗽。

辨证：气阴两虚证。

治法：益气养阴，化痰止咳。

处方：气阴双补汤加减。

药用：炙黄芪 30g，南沙参 15g，焦白术 20g，防风 6g，灵芝 20g，麦冬 15g，玉竹 15g，天花粉 15g，紫菀 15g，款冬花 15g，蝉蜕 10g，煅牡蛎（先煎）30g，麻黄根 15g，白扁豆 20g，莲子 15g，白豆蔻（后下）10g，鸡内金 10g，甘草 6g。3 剂，每日 1 剂，水煎温服，每日 3 次。

二诊：8 月 13 日，药后诸症大减，但仍有咳嗽，夜间为甚，此为久咳多瘀，肺病多瘀。故上方加丹参 30g，赤芍 15g，活血化瘀。5 剂。

三诊：8 月 20 日，患者服 8 剂药后，临床症状大部分消失，因患者属气虚体质且有慢性支气管炎病史，建议再服用 10 剂，以巩固疗效。并嘱其加强身体锻炼，增强体质。随访 1 年未复发。

黄芪灵芝汤治反复呼吸道感染

反复呼吸道感染是一种儿科常见疾病，是指 1 年内，上、下呼吸道感染发病在一定次数以上者，简称复感儿。不同的年龄诊断标准不同，反复上呼吸道感染 2 岁以内婴幼儿超过每年 7 次，3~5 岁儿童超过每年 6 次，6 岁以上儿童超过每年 5 次。小儿反复呼吸道感染感染期最常见的致病因素就是病原体的入侵，最常见的为病毒、细菌和非典型病原微生物等，针对病原学的抗感染治疗是常规性治疗。若治疗不当，该病容易导致哮喘、心肌炎、关节炎、肾炎等疾病。

本病可归属于中医学"体虚感冒""汗证"等范畴。杨德全教授认为，肺气不足是反复呼吸道感染的主要原因。因肺主一身之气，外合皮毛，宣发卫气于体表，卫气具有保护、守卫机体免受外邪入侵的作用。《灵枢·本脏》云："卫气者，所以温分肉、充皮肤、肥腠理、司开合者也。"患儿由于先天禀赋不足、后天饮食调护不当以及久病、误治、失治等因素，导致肺气亏虚，不能布散卫气于体表，则卫气不固，虚邪贼风极易乘虚而入。同时，杨教授在临床还观察到，因腠理空疏，元府不闭，易致营阴外泄，患儿多自汗，日久则易导致阴液亏损。所以杨德全教授认为本病的病机以气阴不足，卫外不固多见，病位在肺，涉及脾肾，虚证居多，也可因虚致实，创立了黄芪灵芝汤，该方也可用于成人易感冒，卫外功能低下者。

一、黄芪灵芝汤

[组成] 炙黄芪30g，灵芝20g，焦白术15g，防风6g，桂枝15g，白芍15g，淫羊藿15g，麻黄根15g，煅牡蛎（先煎）30g，桔梗10g，炙甘草6g。

[煎服法] 先煎煅牡蛎20分钟，后纳余药煎25分钟，每剂煎3遍，混匀，饭前温服，每日3次。

[加减] 形寒畏冷突出者，加制附片（先煎）15g，温补一身之阳气；脾虚纳呆者，加茯苓15g，白扁豆20g，莲子15g，白豆蔻（后下）10g，鸡内金10g，健脾开胃；肾虚腰酸腿软者，加杜仲20g，续断15g，桑寄生20g，怀牛膝20g（肾四味），补肾强筋骨。

[功效] 益气温阳、调和营卫、收涩止汗。

[主治] 反复呼吸道感染。

[方解] 该方药物剂量为成人剂量，儿童酌情减量。方中炙黄芪为"补药之长"，益气升阳，固表止汗；灵芝补气安神，与黄芪相伍，共为君药，提高免疫功能。臣以白术健脾益气，培土生金，防风散寒祛风，与炙黄芪配伍组成玉屏风散益气固表。佐以桂枝辛散，和营解肌，白芍酸收，和营敛阴，二药相配，调和营卫、气血；卫气出于下焦，是肾中阳气的一部分，淫羊藿温补肾阳，实卫固表；麻黄根味甘，性平，功擅止汗；煅牡蛎质体重坠，偏于益阴潜阳、收涩止汗，二者伍用收涩止汗力增；桔梗止咳利咽，载药上行，直达病所。甘草为使，调药和中，与白芍联用，酸甘化阴。全方益气温阳、调和营卫、收涩止汗。

二、病案举例

病例1：郭某，男，3岁，2015年6月11日初诊。

患儿半年来经常感冒，是某儿童医院的"常客"，几乎每月要住院2~3次。刻诊：患者汗多，动则益甚，怕风，时常感冒，鼻塞，流清涕，纳呆，轻微咳嗽，夜寐盗汗，口干，舌淡红少苔，脉细弱。

中医诊断：汗证。

辨证：气阴两虚证。

治法：补益肺脾，益气养阴。

处方：黄芪灵芝汤加减。

药用：炙黄芪20g，焦白术10g，灵芝10g，煅牡蛎（先煎）20g，桂枝10g，白芍10g，防风4g，麻黄根10g，淫羊藿10g，神曲10g，焦山楂10g，鸡内金10g，乌梅10g，白豆蔻（后下）6g，桔梗10g，炙甘草4g。5剂，每日1剂，水煎温服，每日3次。

二诊：6月18日，药后诸症减轻，出汗减少，盗汗消失，食欲好转。效不更方，上方去乌梅，再进5剂。

三诊：6月25日，患儿服10剂药后，临床症状几乎全消，出汗很少，食纳较好，10多天来，未再感冒。二诊方续进10剂，巩固疗效。

随后患者很少感冒，即使感冒也较轻微，服2剂中药一般可愈。

病例2：彭某，男，2岁，2012年3月2日初诊。

患者近1年来，汗多，动则益甚，有时汗如雨下，经常感冒，怕冷，服用较多中、西药，但效果甚微。刻诊：患者畏寒肢冷，汗多，易感冒，鼻塞流清涕，轻咳，饮食欠佳，体倦乏力，二便正常，舌淡体胖，脉沉弱。

中医诊断：汗证。

辨证：气阴两虚证。

治法：补益肺气，益卫固表。

处方：黄芪灵芝汤加减。

药用：炙黄芪10g，焦白术5g，灵芝5g，煅牡蛎（先煎）10g，桂枝5g，白芍5g，防风2g，麻黄根5g，淫羊藿5g，制附片（先煎）5g，神曲5g，焦山楂5g，鸡内金5g，乌梅5g，白豆蔻（后下）6g，桔梗3g，炙甘草2g。5剂，每日1剂，水煎温服，每日3次。

二诊：3月10日，服药后出汗减轻，怕冷好转，饮食增加。再用上方5剂。

三诊：3月17日，药后诸症减轻，10多天未患感冒，二诊方续进10剂。随访5年，该患儿体质较好，很少感冒。

狼毒二鳖猫爪汤治肺癌

原发性支气管肺癌，简称肺癌，是最常见的肺部原发性恶性肿瘤，该病恶性程度高，易扩散，易复发，且预后差，严重影响了人类的健康。肺癌常见的症状包括刺激性干咳、咯血、胸痛、发热、消瘦、声音嘶哑等。西医治疗主要有手术、放疗、化疗、靶向药物等方法。

肺癌属中医"肺积""息贲"等范畴。杨德全教授认为，肺癌多由外感六淫毒邪，内伤烟酒之品、七情劳倦等引发。特别是长期大量吸烟，或者吸入环境中的有毒物质如工业废气、粉尘等，易致烟毒内蕴，滞留肺窍，阻塞气道。肺为"娇脏"，不耐寒热，不能正常宣发肃降，津液输布异常，停留于肺，积聚成痰，痰阻气机，气机不畅又致血瘀，痰、瘀、毒长期互结在肺络，渐成肿块。因此，杨德全教授主张，在肺癌早期或者正虚不是特别明显的阶段，采用活血、化痰、攻毒、散结的治法，同时辅以少量的补虚药物，扶正祛邪兼顾，创立了肺癌治疗基本方狼毒二鳖猫爪汤。在肺癌的中晚期或者放化疗后，根据正气亏虚的程度，在该方基础上把握扶正和祛邪的侧重程度，以求扶正而不留邪，祛邪而不伤正。

一、狼毒二鳖猫爪汤

［组成］狼毒3g，木鳖子10g，鳖甲（先煎）15g，猫爪草30g，炮山甲粉（冲服）4g（用土鳖虫10g代），蜈蚣4条，壁虎10g，山慈菇10g，水红花子15g，白花蛇舌草15g，半枝莲15g，三棱15g，莪术15g，蒲黄（包煎）15g，五灵脂（包煎）15g，三七粉（冲服）8g，川贝母10g，瓜蒌皮15g，灵芝20g，甘草6g。

［煎服法］鳖甲先煎20分钟，与其他药共煎25分钟，三七粉冲服或吞服，每剂煎3遍，混匀，饭前温服，每日3次。

［加减］胸痛明显者，加延胡索30g，徐长卿（后下）10g，透骨草15g（癌痛三味），通络止痛；咳嗽者，加紫菀15g，款冬花15g，化痰止咳；咯血甚者，加白茅根15g，白及15g，凉血收敛止血；气虚明显者，加党参15g，红景天15g，益气扶正；畏寒，易感冒者，加炙黄芪30g，焦白术15g，防风6g，淫羊藿15g，温阳益气，实卫固表；食欲欠佳者，加茯苓15g，白豆蔻（后下）10g，鸡内金10g，健脾开胃；药后腹泻者，加干姜6g，温中止泻。

［功效］活血化瘀，化痰散结，解毒抗癌。

［主治］原发性肺癌。

［方解］方中狼毒、木鳖子、鳖甲、猫爪草消肿、散结、解毒，为消积块、破肿毒要药，连用为君。炮山甲（土鳖虫）、蜈蚣、壁虎通络止痛，抗癌效佳；山慈菇、水红花子化痰散结，消瘀破积，以上为臣。三棱、莪术、蒲黄、五灵脂、三七活血化瘀、消积止痛；半枝莲、白花蛇舌草清热解毒抗癌；川贝母、瓜蒌皮清热润肺，化痰止咳；灵芝益气补肺，共为佐药，甘草为使，调和诸药。全方具有活血化瘀，化痰散结，解毒抗癌之功效。

二、病案举例

病例1：吴某，男，74岁，2017年2月8日初诊。

患者于2014年7月21日在某医院因"发现左上肺阴影2个月"住院，诊断为左上肺腺癌、左肺门淋巴结转移癌，未行手术治疗。刻诊：咳嗽咳痰，痰呈黄色，质黏，胸部闷痛，饮食正常，舌质暗，苔黄腻，脉滑。

中医诊断：肺积。

辨证：痰瘀毒互结证。

治法：活血化瘀、清热化痰、软坚散结。

处方：狼毒二鳖猫爪汤加减。

药用：狼毒3g，木鳖子10g，鳖甲（先煎）15g，炮山甲粉（冲服）4g，猫爪草30g，山慈菇10g，水红花子15g，三棱15g，莪术15g，蒲黄（包煎）15g，五灵脂（包煎）15g，三七粉（冲服）8g，川贝母10g，瓜蒌皮15g，白花蛇舌草15g，半枝莲15g，蜈蚣4条，壁虎10g，灵芝20g，佩兰（后下）10g，甘草6g。5剂，每日1剂，水煎，饭前温服，每日3次。

二诊：2月15日，患者咳嗽、咳痰症状好转，黄腻苔已退。但大便偏稀，上方去芳化湿热的佩兰，加焦白术20g，茯苓20g，神曲15g，健脾开胃。10剂。

此后患者一直坚持中药治疗，随访4年，患者未再出现咳嗽、咳痰，偶有胸痛，病情稳定，身体状态良好。

病例2：何某，男，73岁，2018年2月25日初诊。

患者因右肺下叶癌术后1年余就诊。刻下症见：咳嗽，咯痰，气喘，色白量多夹少量血丝，纳差，怕冷易感冒，腰酸脚软，下肢水肿，小便尿少，大便稀溏，舌淡苔白，脉沉迟。

中医诊断：肺积。

辨证：肺肾亏虚，痰瘀互结证。

治法：化痰止咳，化瘀平喘，扶正抗癌。

处方：狼毒二鳖猫爪汤加减。

药用：狼毒3g，木鳖子10g，鳖甲（先煎）15g，猫爪草30g，山慈菇6g，三棱15g，莪术15g，蒲黄（包煎）15g，五灵脂（包煎）15g，三七粉（冲服）8g，半枝莲15g，白花蛇舌草30g，蜈蚣2条，壁虎8g，炙黄芪30g，焦白术20g，防风6g，灵芝20g，紫菀15g，款冬花15g，茯苓20g，炮姜6g，藕节15g，葶苈子15g，冬瓜皮30g，淫羊藿15g，杜仲20g，怀牛膝20g，桑寄生20g，续断15g，鸡内金10g，白豆蔻（后下）10g，甘草6g。5剂，每日1剂，水煎，饭前温服，每日3次。

二诊：3月2日，患者上诉症状均有所缓解，效不更方，故再予以5剂。

三诊：3月8日，患者诉无明显咳嗽咯痰咯血气喘等症状，下肢水肿消退，故上方去紫菀、款冬花、葶苈子、冬瓜皮、藕节。后患者持续服用半年，复查肺部CT未见新发病灶。以后三诊方间断服药，随访3年，病情稳定。

二甲木鳖散治肺部磨玻璃结节

肺部磨玻璃结节属于影像学概念，主要指在高分辨率CT上表现为肺内密度稍增加的模糊样结节影，结节内血管及支气管轮廓可见。研究显示，健康人肺泡腔内充满大量气体，而当肿瘤组织、液体或肉芽组织等浸润或填充时，可提高肺组织局部密度，减少一定空间内气体含量，从而出现上述征象。肺部磨玻璃结节属于非特异性病变，具有良、恶性质的不确定性，既可见于肺部炎症等良性病变，也可能是肺癌的癌前病变。磨玻璃结节一般的处理原则为定期行CT检测，结节无变化或缩小者进行不少于3年的定期随访，若结节增大则建议手术治疗。结节的持续存在、恶变的可能性以及结节切除术后生活质量下降等，给患者造成较大的精神负担与心理压力。

中医古籍无肺结节之名，根据其临床特点可将其归为"肺积""痰核""癥瘕"等范畴。《杂病源流犀烛》中载："邪积胸中，阻塞气道，气不得通，为痰为食为血……遂结成形而有块。"杨德全教授认为，肺结节的特点符合"微型癥瘕"学说。"微型癥瘕"的形成强调在正气亏虚的基础上，痰、瘀、毒等多种邪气胶结为病。杨教授通过大量临床病例的观察发现，肺磨玻璃结节多由外邪袭肺，或禀赋不足或后天失养，导致肺气耗伤，肺宣发肃降失职，津液输布失常，停聚于肺，日久聚而成痰。痰阻气机，气机不利，则血行不畅，日久形成瘀血，痰湿瘀血胶结凝滞，进一步痹阻肺络，逐渐形成肺部结节，甚至有化毒致癌的可能。杨德全教授根据"微型癥瘕"有形之邪深伏络脉的特点，主张在补虚荣络的基础上软坚散结、消癥通络，使肺络有形之邪逐渐消散，肺络通畅，恢复气机升降和气血灌渗滋养，创用二甲木鳖散加减治疗肺磨玻璃结节，能有效控制结节增长，使其缩小甚至消失，控制恶性发展，效果满意。

一、二甲木鳖散

［组成］鳖甲（先煎）20g，炮山甲粉（冲服）4g（用土鳖虫10g代），木鳖子10g，水红花子15g，猫爪草30g，三棱15g，莪术15g，蒲黄（包煎）15g，五灵脂（包煎）15g，灵芝20g，皂角刺15g，桔梗10g，甘草6g。

［煎服法］每剂煎3遍，混匀，饭前温服，每日3次。

［加减］咳嗽有痰者，加紫菀15g，款冬花15g，止咳化痰；胸痛者，加瓜蒌皮15g，郁金20g，延胡索30g，丝瓜络10g（胸四味），理气宽胸，活血止痛；怕冷易感冒者，加玉屏风散，淫羊藿10g，益气温阳，增强抗病能力；结节较大者，加全蝎6g，蜈蚣2条，搜剔经络顽痰死血。

［功效］活血化痰，扶正散结。

［主治］肺磨玻璃结节，肺纤维化，肺间质改变。

［方解］鳖甲、炮山甲（土鳖虫）、木鳖子为君，活血通络，散结消癥。水红花子可活血化痰散结，缩小结节，《滇南本草》称其可消年深坚积；猫爪草、三棱、莪术、蒲黄、五灵脂，活血化瘀、化积消块，以上药物为臣。佐以灵芝扶正益气，增加抗病能力；皂角刺善治上焦病，消肿溃坚，化痰排脓，《本草从新》言："其锋锐直达病所，溃散痈疽"；桔梗开宣肺气，载药上行，直达病所。甘草调和诸药为使。全方配合，共奏活血化瘀、软坚散结、益气化痰之功。

二、病案举例

病例1：张某，男，58岁，2019年11月27日初诊。

患者因咳嗽7日余，服药效差，在某三甲医院行胸部CT检查提示：右肺见磨玻璃结节，最大者1.2cm。既往有过敏性鼻炎病史。刻诊：咳嗽，咽痒，咳少许黏痰，不易咳出，舌红苔黄，脉缓。

中医诊断：肺积。

辨证：正虚痰瘀证。

治法：扶正活血、破结软坚。

处方：二甲木鳖散合玉屏风散加减。

药用：醋鳖甲（先煎）20g，土鳖虫10g，木鳖子10g，莪术15g，三棱15g，蒲黄（包煎）15g，五灵脂（包煎）15g，猫爪草30g，黄芪30g，白术15g，防风6g，炙甘草6g，桔梗10g，紫菀15g，冬花15g，辛夷（包煎）10g，炒苍耳子10g，蝉蜕10g，干益母草30g，灵芝20g，乌梅15g。10剂，每日1剂，水煎，饭前温服，每日3次。

二诊：12月6日，药后咳嗽好转，在一诊基础上加丹参30g祛瘀通经。继续服30剂。

三诊、四诊处方变化不大，咳嗽进一步好转。

五诊：2020年1月5日，患者服40剂药后，复查胸部CT未见明显异常，建议再进10剂，以巩固疗效，并嘱其饮食清淡，忌海腥发物。

病例2：张某，女，74岁，2023年1月8日就诊。

患者因咳嗽，少痰1周，在外就医服药效差（具体诊疗情况不详），于重庆三峡医药高等专科学校附属医院行胸部CT检查提示：双肺间质性改变，右上肺叶磨玻璃结节（直径约0.8cm），胸主动脉及部分分支管壁斑点状钙化灶，冠状动脉走行区短条状钙化灶。扫描范围胸椎退行性变。既往有高血压、腔梗病史，有磺胺类药物过敏史。经人介绍来我科就诊。刻诊：咳嗽，咽痒，咳少许黏痰，不易咳出，口干，腰膝酸软，体倦乏力，胸闷胸痛，舌淡红，苔微黄，脉弦缓。

中医诊断：肺积。

辨证：正虚痰瘀证。

治法：扶正活血，破结软坚。

处方：二甲木鳖散加减。

药用：醋鳖甲（先煎）20g，木鳖子10g，莪术15g，三棱15g，蒲黄10g（包煎），五灵脂15g（包煎），猫爪草30g，土鳖虫10g，水红花子10g，夏枯草10g，煅牡蛎（先煎）30g，桔梗10g，黄芪30g，炒白术15g，灵芝20g，延胡索20g，丝瓜络10g，郁金20g，瓜蒌皮15g，鸡血藤50g，鸡内金10g，茯苓20g，水蛭10g，杜仲20g，红景天15g，甘草6g。5剂，每日1剂，水煎温服，每日3次。

二诊：2月3日，药后咳嗽、胸闷胸痛好转，仍诉腰膝酸软明显，纳差，眠差，舌淡红，有齿痕，苔微黄，脉弦缓。在一诊基础上加豆蔻（后下）10g芳香醒脾开胃；续断15g，桑寄生20g补肝肾强筋骨；刺五加15g益气健脾，补肾强腰，养心安神；粉葛20g通经活络；去水红花子、延胡索、丝瓜络、郁金、瓜蒌皮。继续服5剂，水煎温服，每日3次。

随访：2023 年 4 月 22 日，患者服 10 剂药后，在重庆三峡医药高等专科学校附属医院复查胸部 CT 提示：左肺上叶尖后段实性结节 0.3cm，右肺中叶、左肺上叶少许纤维灶；左心室稍增大，主动脉及冠状动脉钙化；肺动脉干增粗。嘱其饮食清淡，少食生冷、辛辣、肥甘厚味、海腥发物等饮食，保持乐观积极心态，适当锻炼身体，3 个月后随访复查胸部 CT，如有不适，及时就诊。

2023 年 7 月 21 日在重庆三峡医药高等等专科学校附属人民医院随访，患者一直未因咳嗽再次诊疗。复查胸部 CT 提示：双肺未见明显异常，左心室稍增大，主动脉及冠状动脉钙化。

景天瓜蒌薤白汤治冠心病

冠状动脉粥样硬化性心脏病（以下简称冠心病）是由于冠状动脉狭窄或阻塞致使心肌缺血缺氧甚至坏死的一系列临床病理生理综合征，可表现为胸骨后疼痛、胸闷，伴心慌、气短等症状，常与心律失常、心肌梗死、心力衰竭等疾病并见，其发病率、死亡率呈逐年上升趋势，严重危害人类健康。目前现代医学治疗以药物、介入和手术治疗为主。

冠心病中医称之为"胸痹"，发病多与寒邪内侵、饮食不节、情志失调、劳倦内伤、年迈体虚等因素有关，主要病机为心脉痹阻，病位在于心，涉及肝、脾、肾、肺等脏。杨德全教授根据多年临床经验认为，本病多见气虚，一是冠心病常见于中老年人，尤以老年人居多，"年四十而阴气自半，起居衰矣"。各个脏器功能衰退，常有少气乏力、易疲劳等气虚症状。二是劳逸失常，现代社会的低头族、电脑族、熬夜族人群增多，人们的体力活动越来越少，"久卧耗气"，亦是气虚的重要因素。《医林改错》曰："元气既虚，必不能达于血管，血管无气，必停留而瘀。"气虚则血运无力，可致瘀血内生；气虚不能运化水湿，则致水湿内停，聚痰生浊。痰浊内壅又可造成血行失畅；血瘀不畅，又影响津液输布，聚痰化浊。因此，冠心病患者常表现为气虚夹痰瘀互结之证候，以景天瓜蒌薤白汤化裁攻补兼施。

一、景天瓜蒌薤白汤

［组成］红景天 15g，瓜蒌皮 15g，薤白 15g，竹节参 10g，丝瓜络 10g，延胡索 20g，丹参 30g，郁金 20g，红花 10g，川芎 10g，桔梗 10g，炙甘草 6g。

［煎服法］水煎 25 分钟，每剂煎 3 遍，混匀，饭前温服，每日 3 次。

［加减］体胖痰多者，加法半夏 12g，茯苓 15g，陈皮 10g，厚朴 10g，绞股

蓝 15g，泽泻 15g，燥湿化痰，减肥降脂；心阳虚，心慌怕冷，四肢不温者，加红参（另煎冲服）10g，桂枝 15g，肉桂（后下）10g，益气温阳，温经通脉；心烦意乱，眠差者，加炒枣仁 20g，首乌藤 30g，合欢皮 15g，养心安神，解郁除烦；血压高，腰酸脚软，心烦易怒者，加杜仲 20g，桑寄生 20g，续断 15g，怀牛膝 20g，夏枯草 15g，补肝肾、强筋骨、降血压；有颈椎病，颈项不适，上肢麻木，头晕者，加葛根 20g，姜黄 10g，威灵仙 15g，鸡血藤 30g（颈四味），蔓荆子 20g，祛瘀舒筋，清利头目。

〔功效〕益气活血，化痰通络。

〔主治〕冠心病。

〔方解〕本方攻补兼施，强调冠心病本虚标实的实质，寓通于补。方中具有"高原人参"之称的红景天为君药，味甘，性寒，益气活血，通脉平喘，兼顾标本。竹节参有人参、三七双重作用，滋补强壮，散瘀止痛，两者相须为用，补气又活血；仿胸痹之经典方瓜蒌薤白白酒汤之意，用瓜蒌皮重在宽胸理气，化痰散结；薤白温通滑利，通阳豁痰，下气散结以止痛，《灵枢·五味》有"心病宜食薤"之说；瓜蒌性凉，薤白性温，合而用之，散胸中凝滞之阴寒，化上焦结聚之痰浊。再配合丝瓜络活血通络，延胡索行气止痛，组成了杨德全教授经常用来治疗胸部疼痛的"胸四味"，以上为臣药。对于冠心病，杨教授还坚持"通"的原则，丹参善通行血脉，活血祛瘀止痛，《本草纲目》言丹参"能破宿血，补新血"；郁金体轻气窜，《神农本草经疏》曰郁金"其性轻扬，能开郁滞，故为调逆气，行瘀血之要药"；川芎辛散温通，既活血，又行气，为"血中之气药"，通达气血；红花辛散温通，为活血通经之要药，善治瘀阻心腹胁痛，四药配合，疏通心脉；桔梗载药上行，直达心络，以上为佐药。炙甘草为使，健脾益气，调和诸药。本方寒温并用，化瘀而不伤正，祛痰而不温燥，诸药配伍，益气活血，解郁宽胸，祛痰通络。

二、病案举例

病例 1：沈某，男，47 岁，2020 年 12 月 25 日初诊。

患者有冠心病病史 6 年余，2014 年在某三甲医院行"冠状动脉支架植入术"。反复胸部一过性刺痛，劳力性心慌气短，近 1 个月来上述症状明显加重，于 12 月 9 日至 11 日在某三甲医院住院行冠造影术及 IVUS 检查示：回旋支开口外斑块浸润，最重处狭窄约 75%。诊疗后胸痛有所好转出院，出院后一直服阿司匹林片、阿托伐他汀钙、普格瑞洛、尼可地尔，仍时感胸部疼痛，故来就诊。刻诊：反复胸部一过性刺痛，劳力性心慌气短，伴头痛，眠差，口干，腰膝酸软，怕冷易感冒，头部火疖，舌淡红苔黄，脉沉弱。

中医诊断：胸痹。

辨证：气虚血瘀证。

治法：益气活血，通络止痛。

处方：景天瓜蒌薤白汤加减。

药用：红景天 15g，瓜蒌皮 15g，薤白 15g，丝瓜络 10g，郁金 20g，川芎 10g，竹节参 10g，土鳖虫 10g，全蝎 5g，蜈蚣 5g，炒蔓荆子 20g，炒白术 15g，太子参 15g，黄芪 30g，升麻 6g，北柴胡 6g，防风 6g，灵芝 20g，连翘 15g，五味子 10g，炒酸枣仁 20g，首乌藤 30g，淫羊藿 15g，醋延胡索 30g，盐杜仲 20g，牛膝 20g，桑寄生 20g，续断片 15g，炙甘草 6g。5 剂，每日 1 剂，水煎温服，每日 3 次。

二诊：2021 年 1 月 3 日药后眠差较前有所改善，心慌气短、头痛、口干减轻，饮食稍增加，头部火疖消失。仍诉体倦乏力、怕冷、腰膝酸软、肩背痛，另诉尿后滴白，舌淡红苔黄脉沉弱。故在治疗上去"疮家圣药"连翘，加炒芡实、金樱子、覆盆子、萆薢、仙茅补肾分清，固精止遗；天花粉生津止渴，粉葛、威灵仙、姜黄、羌活解肌通经止痛。10 剂。

三诊：2021 年 1 月 24 日服药后诸症减轻，尿后滴白消失。仍用初诊方去连翘，调理巩固，至今病情稳定，无明显不适。

病例 2：陈某，男，44 岁，2018 年 8 月 19 日初诊。

患者胸闷痛 1 年余，到多家医院检查，心电图提示：ST-T 改变，诊断为冠心病，中西药物治疗效果欠佳。刻诊：胸闷痛 1 年余，痛有定处，晨起心悸，夜间口干，纳可，便溏，舌淡红有瘀斑，苔黄，脉弦缓时有结代。

中医诊断：胸痹。

辨证：瘀阻心脉，兼心气不足证。

治法：益气活血，通络止痛。

处方：景天瓜蒌薤白汤加减。

药用：红景天 15g，瓜蒌皮 15g，薤白 15g，竹节参 10g，丹参 30g，郁金 20g，红花 10g，川芎 10g，丝瓜络 10g，延胡索 20g，桔梗 10g，炙甘草 6g。7 剂，每日 1 剂，水煎温服，每日 3 次。

二诊：9 月 2 日，药后胸闷、心悸缓解，仍偶感胸刺痛不适，舌淡红，苔黄腻有瘀斑，脉缓，故上方加佩兰（后下）10g，重用延胡索 30g。续进 15 剂。

三诊：9 月 16 日，药后胸闷、心悸、胸痛不适均有所好转，舌淡红苔黄有瘀斑，脉缓，故上方去佩兰 10g。再服 15 剂。

四诊：10 月 8 日，患者服药后，临床症状消失，病情控制良好，建议服药巩固疗效，并嘱其饮食清淡，适当锻炼，避免劳累、情绪波动过大。随访 2 年多未复发。

益气通络汤治神经性头痛

神经性头痛是神经内科常见病，是头颅血管舒缩功能障碍所致的一种反复发作性头痛。发作时患者痛苦难耐，主要表现为一侧或两侧头部钝痛、刺痛、胀痛、搏动性疼痛，多伴有视物模糊、失眠烦躁，头痛剧烈时可有恶心呕吐。本病与疲劳、紧张、饮酒等诱因有关，常反复发作，病情迁延不愈。现代医学主要采取对症治疗的方法缓解症状，常易复发。

神经性头痛属于中医"头痛"范畴。杨德全教授认为，神经性头痛病位在脑，病程长，多为虚实夹杂。虚，常因饮食不节，劳倦过度，思虑太过等，导致脾运化功能失调，气血生化不足，气虚则清阳不升，浊阴不降，血虚则不能上荣于脑而引起头痛。正如《杂病源流犀烛》云："头痛耳鸣，九窍不利，肠胃之所生。此盖以肠胃为冲门之道路，气之所以往来，气虚不能上充于巅顶，故头痛。"实，多因脏腑功能虚损，复感六淫、饮食失节、情志不舒等多种因素而诱发。高巅之上，唯风可至，故有"伤于风者，上先受之"。四季交替，起居不慎，尤以风为百病之长，易袭阳位，循经上扰直达巅顶，清阳受阻，经络不畅，而致头部疼痛。此外，患者每遇急躁恼怒、焦虑不安，肝郁气滞，气血津液运行不利，血停为瘀，津停为痰，痰瘀上蒙清窍也可致头痛发作，时发时止，时轻时重，反复发作，日久迁延难愈。因此，杨教授强调本病多与肝、脾、肾三脏相关，虚、风、痰、瘀为主要病理因素，创立了益气通络汤治疗。

一、益气通络汤

[组成] 党参 15g，炙黄芪 30g，焦白术 20g，防风 10g，白芍 15g，当归6g，川芎 10g，细辛 6g，全蝎 10g，蜈蚣 2 条，炮山甲粉（冲服）4g（土鳖虫10g 代），桔梗 10g，甘草 6g。

[煎服法] 水煎 25 分钟，每剂煎 3 遍，混匀，饭前温服，每日 3 次。

[加减] 头痛甚者，加延胡索 30g，白芷 15g，徐长卿（后下）15g，蒲黄（包煎）15g，五灵脂（包煎）15g，通窍止痛；易感冒者，加灵芝 20g，益气补肺；失眠者，加炒酸枣仁 30g，夜交藤 30g，养心安神；腰膝酸软者，加"肾四味"：

川续断 15g，桑寄生 20g，杜仲 20g，怀牛膝 20g，填精益髓；头怕热者，去细辛、防风、川芎，加蔓荆子 20g，清利头目；汗多者，加煅牡蛎（先煎）30g，收敛止汗；头痛如蒙如裹，身体困重者，多为风湿、湿痰，加羌活 12g，茯苓 15g，陈皮 10g，法半夏 10g，祛风除湿，燥湿化痰；头痛兼有口苦心烦，舌苔黄腻者，多为痰热，加黄芩 15g，竹茹 15g，浙贝母 15g，清热化痰；兼内风者，加天麻 10g，钩藤（后下）15g，白蒺藜 15g，石决明（先煎）30g，平肝潜阳息风。

［功效］益气祛风，通络止痛。

［主治］神经性头痛、血管紧张性头痛、顽固性头痛。

［方解］针对神经性头痛气血亏虚的本质，选用党参、黄芪为君，健脾补气养血。杨德全教授善用玉屏风散益气扶正祛风，黄芪大补脾肺之气固表实卫，为玄府御风之关键，白术健脾益气，使脾气旺以宁风，借防风载药上达，既祛风邪又防御风邪入侵；当归与白芍皆有养血止痛功效，二药常相须为用，有当归芍药汤之意，白芍与甘草相伍，又有芍药甘草汤缓急止痛之效，以上共为臣药。风邪和血瘀在头痛发病中起关键作用，因此杨德全教授将祛风活血贯穿始终。川芎活血行气、祛风止痛，《本草纲目》称"此药上行，专治头脑诸疾"；细辛气味辛香，具有祛风、止痛、通窍的作用；由于虫类药搜风力强，杨德全教授喜用全蝎、蜈蚣、炮山甲粉（土鳖虫）等虫类药息风止痉，破血逐瘀；桔梗载药上行，直达病所，以上为佐药。甘草调和诸药为使。全方共奏健脾益气、祛风化痰、活血通络之效。

二、病案举例

病例 1：杨某，男，28 岁，2018 年 9 月 20 日初诊。

患者反复头痛 1 年余，患者不明原因头部闷痛、沉重，每天下午加重，无眼眶前额痛，在成都某医院 CT 显示均正常，西医诊断为神经性头痛，经治疗无效，治疗药物不详。又四处寻求中医治疗，病情均无明显改善。刻诊：痛苦面容，自述服药后全天头痛伴眩晕乏力，失眠多梦，记忆力下降。痛时牵扯到双下肢，易感冒，口干不欲饮，纳可，二便调，舌淡，有瘀斑，苔薄白，脉细涩。

中医诊断：头痛。

辨证：气虚夹血瘀证。

治法：益气健脾，活血通窍。

处方：益气通络汤化裁。

药用：桃仁（捣碎）10g，红花 10g，炮山甲粉（冲服）4g，蜈蚣 2 条，当归 10g，川芎 10g，全蝎 6g，鸡血藤 30g，蔓荆子 20g，灵芝 20g，藁本 15g，茯苓 20g，白术 20g，黄芪 20g，防风 10g，桔梗 6g，夜交藤 30g，甘草 6g。5 剂，每日 1 剂，水煎温服，每日 3 次。

二诊：9 月 26 日，药后头痛头晕时间缩短，睡眠精神好转，下午头痛未改善，痛时依旧牵扯下肢疼痛无力，于上方减黄芪加杜仲 20g，怀牛膝 20g，桑寄生 20g，川断 15g。再进 5 剂。

三诊：10 月 10 日，药后头痛明显减轻，睡眠恢复正常，其他症状均改善，舌淡红苔薄白，后以此方再进 10 剂，诸症消失，此后未再复发。

病例 2：邓某，女，46 岁，2005 年 9 月 22 日初诊。

患者有头痛病史 10 余年，经中西医治疗效果不理想，期间服用许多"头痛粉""解热止痛散"等，多家医院检查，诊断为神经性头痛。刻诊：头昏痛，经常感冒后头痛加重，体倦乏力，食少纳呆，心慌气短，恶风畏寒，便溏，汗多，面色㿠白，舌淡有瘀斑，苔白，脉弱。

中医诊断：头痛。

辨证：气虚夹血瘀证。

治法：益气祛风，通络止痛。

处方：益气通络汤加减。

药用：党参 15g，炙黄芪 30g，全蝎 10g，蜈蚣 2 条，炮山甲粉（冲服）4g，桔梗 10g，白芍 15g，当归 6g，焦白术 20g，川芎 10g，防风 10g，细辛 6g，灵芝 20g，白扁豆 20g，莲子 15g，炮姜 10g，茯苓 20g，白豆蔻（后下）10g，鸡内金 10g，煅牡蛎（先煎）30g，淫羊藿 15g，甘草 6g。5 剂，水煎，饭前温服，每日 3 次。

二诊：9 月 30 日，药后头已不痛，其他症状好转，仍有大便稀溏，每日 2~3 次，上方去当归之润肠通便，续进 10 剂。

三诊：10 月 15 日，服完 15 剂药，临床症状全消。建议二诊方去牡蛎，再服 10 剂，以资巩固。嘱适度锻炼，增强体质，饮食清淡，少吃生冷、油腻之物。已随访 6 年头痛病未再发。

木鳖二甲通窍汤治颅脑肿瘤

脑瘤是指生长于颅内的肿瘤，包括原发性脑瘤和其他部位转移至颅内的继发性脑瘤。其临床表现根据肿瘤的病理类型、肿瘤所在部位而有所差异，症状可表现为头痛，头晕，视物模糊，呕吐，运动、感觉及精神障碍，肢体麻木、偏瘫，甚者昏迷等。西医学对恶性脑瘤的治疗首选手术，配合放化疗。但临床上多数患者确诊时已失去手术机会或术后反复复发，另外，因颅内血－脑屏障的存在，化疗药物很难直达病灶，且耐药性和毒副作用使化疗疗效有限，为化疗疗效较差的病种之一。

颅脑肿瘤在中医学中属于"头痛""眩晕""呕吐""中风"等病证的范畴。杨德全教授认为，脑瘤的病位在脑，与肝、肾、脾等脏腑有关。现代人工作生活压力较大，情志不畅，劳累过度，或饮食失节，肝气失疏，肾气失煦，脾气失运，导致气血、津液运行渐至迟缓，津液不能输布留结为痰，血液不能正常运行则停留为瘀，日久血凝成瘀，津聚成痰，上泛于脑，积久酿毒，日久而形成肿瘤。杨教授强调，本病本虚标实，正气不足是根本，瘀和痰是脑瘤形成的关键因素，创立木鳖二甲通窍汤标本兼治。临证须根据虚实的消长变化，患者的体质强弱和所处疾病阶段，动态调整扶正祛邪的主次。

一、木鳖二甲通窍汤

［组成］木鳖子 10g，炮山甲粉（冲服）4g（土鳖虫 10g 代），鳖甲（先煎）20g，蜈蚣 4 条，全蝎 6g，桃仁（捣碎）10g，红花 10g，川芎 10g，当归 10g，赤芍 15g，白花蛇舌草 20g，半枝莲 15g，红豆杉 6g，壁虎 10g，灵芝 20g，桔梗 10g，甘草 6g。

［煎服法］鳖甲先煎 20 分钟，纳入余药水煎 25 分钟，每剂煎 3 遍，饭前温服，每日 3 次。

［加减］气虚者，加党参 15g，黄芪 30g，益气扶正；头痛明显者，加藁本 15g，延胡索 30g，通络止痛；头晕者，加天麻 10g，钩藤（后下）15g，石决明 30g（先煎），平肝潜阳；腰膝酸软者，加"肾四味"：川续断 15g，桑寄生 20g，杜仲 20g，怀牛膝 20g，补肝肾、强筋骨；半身不遂者，加黄芪 30g，鸡血藤 60g，土鳖虫 10g，乌梢蛇 15g，补气活血通络；若大便稀溏者，去桃仁、当归，加焦白术 15g，茯苓 15g，健脾止泻；健忘者，加石菖蒲 10g，远志 10g，益智仁 10g，郁金 15g，开窍醒神；失眠多梦者，加炒酸枣仁 30g，夜交藤 30g，茯神 20g，养心安神；恶心呕吐者，加法半夏 10g，姜竹茹 10g，生姜 10g，降逆止呕。

［功效］化瘀通络，软坚散结，扶正抗癌。

［主治］颅内良性或恶性肿瘤。

［方解］脑瘤是有形占位病变，应尽快抑制、缩小瘤体，避免进一步耗损

正气。本方以王清任的《医林改错》通窍活血汤为基本方，赤芍、川芎、当归行血活血，桃仁、红花活血通络；活血基础上又侧重于软坚散结，木鳖子味苦、微甘、凉、有毒，擅长攻毒散结；鳖甲、炮山甲二药，均为动物之坚甲，其味咸，具有软坚散结、破痰攻瘀之效，二药配伍，相须为用。西医学研究表明，血－脑屏障常妨碍抗癌药进入脑组织，杨德全教授多用虫类药引药入脑，虫类药通透性强，可从血液进入脑和神经组织屏障，深入脉络，善剔络邪，性峻力猛而专，非一般草木之所及，蜈蚣、全蝎、壁虎为其常用药组，搜风走窜、化痰解毒、通络定痛、活血消癥；配伍常用抗癌药白花蛇舌草、半枝莲、红豆杉清热解毒，活血化瘀；灵芝扶助正气，同时防止抗癌药力猛性燥；脑瘤病位在上，桔梗散结化痰并载药上行。全方共奏祛瘀化痰，解毒散结之功。

二、病案举例

病例1：杨某，女，45岁，2008年7月29日初诊。

患者3天前头痛剧烈，作头颅CT显示小脑有一大小约5cm×6cm肿瘤，服西药疼痛不能缓解。现症见口干、头胀痛、耳鸣、恶心纳呆、下肢乏力、大便结，苔黄腻，脉濡数。

中医诊断：脑瘤。

辨证：肝阳上亢兼湿热证。

治法：平肝潜阳、清热化湿。

处方：天麻钩藤饮合半夏白术天麻汤加减。

药用：天麻10g，钩藤（后下）20g，石决明（先煎）30g，栀子15g，杜仲20g，怀牛膝20g，全蝎10g，蜈蚣2条，蔓荆子20g，法半夏12g，茯苓20g，白豆蔻（后下）10g，佩兰（后下）15g，白术20g，陈皮10g，神曲15g，炮山甲粉（冲服）6g，甘草6g。5剂，水煎服，每日3次，每日1剂。嘱饮食清淡，忌食辛辣燥火、肥甘厚味。

二诊：8月7日，药后病情好转，但头仍隐痛，视物模糊，体倦，平时易感冒。诊断为头痛，辨证为气虚血瘀，治宜补气活血解毒抗癌，用木鳖二甲通窍汤加减。

药用：木鳖子10g，党参20g，白术20g，当归6g，炙黄芪30g，川芎15g，桔梗10g，桃仁（捣）10g，红花10g，赤芍15g，全蝎10g，蜈蚣4条，炮山甲粉（冲服）6g，壁虎10g，鳖甲（先煎）20g，灵芝20g，鸡内金10g。7剂，水煎服。

以上方为基础，先后更方7次，病情一直稳定，无不适，能正常生活和从事轻体力劳动。2009年3月24日，复查头颅CT，脑肿瘤5.2cm×4.7cm。随后改为散剂，每次服10g，开水冲服，每天3次，随访12年仍情况良好，因经济困难一直未再复查。

病例2：张某，男，53岁，2016年4月15日初诊。

患者1个月前，经常头痛，有时疼痛剧烈难以忍受，中西医治疗无效，经某医院MRI检查，诊断为颅内肿瘤（性质待定），建议手术治疗，由于家庭经济困难，患者坚决拒绝。刻诊：头痛剧烈，中西药物难以缓解，易感冒，饮食、二便正常，体倦乏力，面色㿠白，颈部、耳后淋巴结肿大，舌淡红有瘀点，脉细弱。

中医诊断：头痛。

辨证：气虚血瘀证。

治法：化瘀通络，软坚散结，扶正抗癌。

处方：木鳖二甲通窍汤加减。

药用：木鳖子10g，炮山甲粉（冲服）4g，鳖甲（先煎）20g，蜈蚣4条，全蝎10g，桃仁（捣）10g，红花10g，川芎10g，当归10g，赤芍15g，桔梗10g，白花蛇舌草20g，半枝莲15g，红豆杉6g，壁虎10g，灵芝20g，徐长卿（后下）10g，透骨草15g，甘草6g。5剂，水煎服，每日3次，每日1剂。

二诊：4月25日，药后头痛减轻，颈部、耳后淋巴结仍肿大。上方加猫爪草30g，夏枯草15g，水红花子15g，加强软坚散结抗癌作用。10剂。

三诊：5月10日，药后头已不痛，淋巴结缩小，其他基本正常。10剂。

四诊：5月28日，服药后诸症基本消失，建议继续服药，巩固疗效。嘱饮食清淡，多吃蔬菜、水果、菌类、海带等碱性食物，少吃酸性食物。间断服药4年多，患者病情稳定，未做手术及放、化疗。

香附郁金汤治慢性非萎缩性胃炎

慢性非萎缩性胃炎是指不伴有胃黏膜萎缩性改变、胃黏膜层见以淋巴细胞和浆细胞为主的慢性炎症细胞浸润的慢性炎症，是消化系统常见疾病。其临床表现无特异性，部分患者无明显自觉症状。有症状的患者可表现为中上腹部不适、饱胀、钝痛、烧灼痛等，也可伴有食欲不振、嗳气、泛酸、恶心等消化不良症状。治疗上西医主要以抑酸护胃、抗Hp感染、保护胃黏膜为主。若治疗不当，病情可进一步发展，造成固有腺体的破坏和减少，继而转化为萎缩性胃炎。

中医学根据慢性非萎缩性胃炎临床表现，多将其归属于"胃痛""嘈杂""胃痞"等范畴。肝与脾胃关系密切，肝属木，脾胃属土，肝与脾胃之间存在"相克"的关系，即"木克土"，肝气疏泄条达，则脾胃升降和顺。正如张锡纯在《医学衷中参西录》中曰："人之元气，根基于肾，萌芽于肝，脾土之运化水谷，全赖肝木之升发疏泄而后才能运化畅达健运，故曰土得木而达。"杨德全教授认为，随着当今社会生活节奏的加快，人们生理及心理上承受的压力越来越大，思虑忧愁，郁闷愤怒，情志不畅，肝气失疏，横逆乘脾犯胃，症见胃脘胀痛连胁，脘痞不舒等。肝为刚脏，体阴而用阳，肝气郁滞，"气有余便是火"，易化热生火，而致肝胃郁热，临床症见胃脘灼痛、反酸、口干口苦等。此外，杨德全教授还指出，肝郁气滞渐而形成瘀血，瘀血阻滞气血濡养脾胃，日久可转化为慢性萎缩性胃炎。综上所述，杨教授认为该病与肝、脾、胃密切相关，强调情志异常的重要性，其病机为肝胃不和，创立香附郁金汤加减治疗。

一、香附郁金汤

[组成] 香附 20g，郁金 20g，柴胡 12g，枳壳 15g，白芍 15g，延胡索 20g，炒川楝子 10g，广木香（后下）10g，神曲 15g，甘草 6g。

[煎服法] 水煎 20 分钟，广木香后下熬 5 分钟，每剂煎 3 遍，混匀，饭前温服，每日 3 次。

[加减] 反酸胃灼热者，加左金丸，乌贼骨 20g，煅瓦楞子（先煎）30g，疏肝清热，制酸止痛；夹瘀者，加丹参饮合失笑散，活血化瘀止痛；兼湿者，加白豆蔻（后下）10g，芳香化湿；呃逆甚者，加旋覆花（包煎）10g，降逆止呃；脾虚者，加香砂六君子汤，理气健脾；脾胃虚寒者，合理中丸，健脾温中；眠差者，加首乌藤 30g，合欢皮 15g，解郁安神。

[功效] 疏肝理气，和胃止痛。

[主治] 各种慢性胃炎，包括慢性红斑渗出性胃炎、慢性非萎缩性胃炎等。

[方解] 方中重用香附、郁金以疏肝理气活血为君药，李时珍谓香附"乃气病之总司，妇科之主帅"，郁金"治血气心绞痛"，也体现了杨德全教授"治未病"思想，治气又治血，提早防止瘀血的形成。柴胡疏肝解郁，流通三焦，转运枢机；枳壳疏利三焦气机，与柴胡合用可升清降浊；广木香加强疏肝行气止痛之力，三药共为臣药。白芍柔肝缓急，解痉舒挛；肝气郁滞易化热化火，阳明胃经为多气多血之脉，易转归化热，故杨德全教授辨证时重清肝和胃，配伍延胡索和川楝子，即为金铃子散，疏肝泄热，活血止痛；神曲健胃助运，共为佐药。使以甘草和中调诸药。全方配合，君臣有序，相辅相成，共奏疏肝理气，

和胃止痛之功。

二、病案举例

病例1：王某，女，41岁，2020年11月12日初诊。

患者胃脘胀痛伴嗳气1年。1年前因与爱人争吵后出现胃脘胀痛，嗳气，在诊所吃药后缓解，但每因情绪变化及饮食生冷后复发，曾行胃镜检查示：慢性浅表性胃炎伴糜烂。经服奥美拉唑、枸橼酸铋钾胶囊、多潘立酮等治疗，但仍反复发作。4天前因生气后胃脘胀痛再次发作，自服西药，效果欠佳，故来我院中医科治疗。刻诊：患者胃脘胀痛，嗳气，胃灼热，反酸，纳呆，睡眠差，舌红，苔微黄，有齿痕，脉弦。

中医诊断：胃痛。

辨证：肝胃不和证。

治法：疏肝解郁，和胃止痛。

处方：香附郁金汤加减。

药用：香附20g，柴胡12g，枳壳15g，陈皮10g，白芍15g，郁金20g，醋延胡索30g，炒川楝子10g，木香（后下）10g，五灵脂（包煎）15g，蒲黄（包煎）15g，蒲公英20g，黄连6g，吴茱萸1g，丹皮15g，炒栀子15g，合欢皮15g，夜交藤30g，三七粉（冲服）8g，白及15g，海螵蛸20g，生甘草6g。7剂，水煎温服，每日1剂，每日3次。

二诊：11月19日，药后诸症减轻，仍纳呆，为夹湿浊，故加白豆蔻（后下）10g，芳香化湿醒脾。7剂。

三诊：11月27日，药后症状全部消失，建议再服10剂，以巩固疗效。并嘱其平时注意情志，饮食调理，以防复发。

病例2：杜某，女，42岁，2020年12月16日初诊。

患者反复腹胀、胃灼热、呃逆4年余。2016年胃镜示：慢性非萎缩性胃炎、多发性息肉（38颗，手术治疗）。2018年复查胃镜示：慢性非萎缩性胃炎、多发性息肉（3颗）。2020年11月23日某三甲医院无痛胃镜示：慢性非萎缩性胃炎，胃体黏膜褪色性质待定（局灶萎缩？），多发性胃息肉（0.2~0.4cm）。尿素（碳-14）呼气试验检测报告示：阴性。病检示：胃体慢性轻度炎症。自幼时患严重肠炎，此后始大便不成形，肛门坠胀感5年余。多次多处服西药疗效不持久，反复发作，故来就诊。刻诊：胃脘胀痛，以午后为甚，生气后呃逆加重，偶胃灼热，口干，舌红有齿痕，苔薄黄，脉缓。

中医诊断：胃痛。

辨证：肝胃不和证。

治法：疏肝泄热，和胃止痛。

处方：香附郁金汤加减。

药用：北柴胡 10g，醋香附 15g，白芍 15g，炒枳壳 15g，陈皮 10g，郁金 20g，木香（后下）10g，炒川楝子 10g，天花粉 20g，三棱 15g，莪术 15g，醋延胡索 30g，生山楂 20g，乌梅 20g，海螵蛸 15g，茯苓 20g，炒白术 15g，蒲黄（包煎）10g，五灵脂（包煎）10g，半枝莲 10g，甘草 6g。5 剂，水煎温服，每日 1 剂，每日 3 次。

二诊：12 月 23 日，药后呃逆明显改善，口干好转，大便较前成形，晨空腹服药后胃脘灼热感，舌淡红有齿痕苔薄黄，脉缓。去天花粉、川楝子，加白花蛇舌草 10g 防癌变，党参 10g，黄芪 30g，以健脾生津，补气生肌。5 剂。另诉龋齿、牙龈肿痛，有松动，嘱自购知柏地黄丸（浓缩丸）按说明书加 1 倍服用。

三诊：2021 年 1 月 6 日，牙痛服知柏地黄丸（浓缩丸）2 天后疼痛完全消失。患者服 20 剂药后，胃脘胀痛和肛门坠胀感好转，偶胃灼热、呃逆、矢气，舌红苔黄脉缓。在二诊基础上，仍感胃灼热，故加煅瓦楞子（先煎）30g 制酸止痛，消痰软坚，化痰散结。暂去山楂、乌梅，加皂角刺 20g，消息肉。10 剂。

四诊：2021 年 1 月 29 日，患者服 25 剂药后，胃脘胀痛和肛门坠胀感消失，偶胃灼热、矢气，舌红苔薄黄脉缓。上方加乌梅 20g，山楂 20g，炒白扁豆 20g，莲子 15g，以健脾化湿和中，消息肉。再进 10 剂，巩固疗效，嘱其饮食清淡规律，避免熬夜，情绪波动勿过大。随访至今，病情稳定，在外打工。

益气健脾解毒活血汤治慢性萎缩性胃炎

慢性萎缩性胃炎是慢性胃炎的一种类型，系胃黏膜上皮遭受反复损害导致固有腺体的减少，伴或不伴肠腺化生和（或）假幽门腺化生的一种慢性胃部疾病。本病临床表现无特异性，可无明显症状，也可表现为非特异的消化不良症状，如上腹部不适、饱胀、疼痛、反酸，胃灼热等。西医学主要采用抑制胃酸分泌、根治 Hp 感染、补充维生素等治疗方案。

根据慢性萎缩性胃炎的临床表现，中医学将其归为"胃痛""胃痞""嘈杂"等范畴。杨德全教授认为，该病是多种致病因素相互胶结，相互作用，逐渐进展的复杂过程。现代人生活习惯不规律，喜暴饮暴食、饮食不节，脾胃受纳、运化功能反复损伤，日久脾胃亏虚。脾虚则气机升降失常，加之现代人生活节奏快、工作压力大，常忧思郁怒致肝气郁结；脾虚无力推动血行，血滞成瘀；气滞、血瘀久踞中府，酿生毒邪。气、瘀、毒互结，壅滞中焦，胃络受损，胃腺萎缩加重，出现肠化生、异型增生，乃至最终成癌。杨德全教授强调，本病病位在胃，与脾、肝密切相关，多为虚实夹杂之候，以脾胃虚弱为本，气滞、血瘀、毒邪为标，创立益气健脾解毒活血汤加减治疗，阻断"炎、癌"转化进程，防止向胃癌转化。

一、益气健脾解毒活血汤

［组成］党参 15g，山药 15g，焦白术 15g，茯苓 15g，白芍 15g，乌梅 10g，枳壳 10g，白花蛇舌草 15g，半枝莲 15g，三棱 15g，莪术 15g，壁虎 10g，蜈蚣 2 条，炙甘草 6g。

［煎服法］水煎 25 分钟，每剂煎 3 遍，混匀，饭前温服，每日 3 次。

［加减］腹胀，嗳气者，加旋覆花（包煎）10g，代赭石（先煎）30g，沉香（后下）3g，和胃降逆；兼阴虚者，加石斛 15g，专养胃阴；兼湿热者，加白豆蔻（后下）10g，佩兰（后下）10g，石菖蒲 10g，芳香化湿清热；纳差者，加鸡内金 10g，健脾开胃；兼肝郁者，加八月札 10g，玫瑰花 6g，香附 15g，疏肝解郁；胃脘痛者，加延胡索 20g，理气活血止痛。3 个月为 1 疗程，一般 1~3 个疗程可愈。

［功效］益气健脾，解毒活血。

［主治］慢性萎缩性胃炎伴肠化生、瘤变。

［方解］方中党参、山药为君药，《本草从新》提到党参"补中益气，和脾胃，除烦渴"，擅长益气健脾；山药平补脾胃，固本培元。党参与焦白术、茯苓、炙甘草又组合为四君子汤，健运脾胃，拔运中州。肝郁日久则乘其脾胃，故在治疗时杨德全教授多加入疏肝、柔肝之品以养肝体，调肝气。按照《黄帝内经》记载："肝欲散，急食辛以散之，用辛补之，酸泻之。"杨教授喜用白芍、乌梅，与甘草配合酸甘化阴，柔肝缓急；枳壳疏理肝气，行滞消胀，如此脾胃得以健运，木性得以调畅，而土木合和，已病之处得安，以上皆为臣药。蜈蚣、壁虎攻毒散结，通络止痛，两者走窜之力较强，可涤除浊毒，使气行血畅；三棱、莪术行气化瘀、软坚散结，能增强胃黏膜的血流和血供，使得萎缩的腺体得以修复，阻断肠化生及不典型增生进展；白花蛇舌草、半枝莲清热解毒，活血止痛，防止癌变，体现治未病思想，共为佐药。使以炙甘草调药和中。诸药合用，共奏益气健脾，解毒活血之功，未病先防、既病防变，适当加入抗癌药物，阻断其进展成胃癌。

二、病案举例

病例1：张某，男，42岁，2018年3月10日初诊。

患者胃脘隐痛1年，加重15天。自觉胃脘处胀满难受，嗳气频发，食欲不振，时有反酸，胃镜检查：慢性萎缩性胃炎伴糜烂肠化，HP（＋）。服用兰索拉唑等西药治疗，症状未得到改善，寻求中医诊疗。刻诊：患者胃脘胀痛，嘈杂反酸，纳呆便溏，倦怠乏力。舌淡有齿痕，苔薄白，脉濡滑。

中医诊断：胃痛。

辨证：脾虚血瘀证。

治法：益气健脾，化瘀止痛。

处方：益气健脾解毒活血汤加减。

药用：木香（后下）10g，黄芪30g，茯苓20g，炒白术20g，党参15g，三七粉（冲服）8g，陈皮10g，海螵蛸15g，白及10g，三棱15g，莪术15g，半枝莲10g，白花蛇舌草20g，守宫6g，藤梨根30g，菌灵芝20g，延胡索30g，五灵脂（包煎）15g，蒲黄（包煎）15g，砂仁（后下）10g，枳壳10g，甘草6g。7剂，水煎温服，每日1剂，每日3次。

二诊：3月18日，服药后胃脘隐痛、纳呆症状好转，唯大便黏滞不爽。上方加黄连3g，再服用7剂。

三诊：3月26日，药后胃脘胀痛消除，大便每日2次，去黄连、延胡索，续进10剂，以资巩固。

上方一直服药半年，嘱其忌烟酒燥辣食物。饮食清淡，保持乐观心态，定期复查。半年后回访，复查胃镜：胃底部黏膜充血糜烂、肠化消失。

病例2：冯某，女，38岁，2011年9月28日初诊。

患者10天前在某医院做胃镜检查并活检，诊断为萎缩性胃炎伴肠化。刻诊：胃脘胀满，呃逆，口干，纳呆，体倦乏力，腰痛下肢软，眠差，脱发，头皮发痒，夜尿多，大便先硬后溏，舌红少苔，脉细弦。

中医诊断：胃痞。

辨证：脾虚肝郁兼肾气不足证。

治法：疏肝健脾解郁，补肾活血抗瘤。

处方：益气健脾解毒活血汤加减。

药用：党参15g，山药15g，茯苓12g，焦白术12g，白芍12g，乌梅10g，白花蛇舌草15g，半枝莲15g，三棱10g，莪术10g，壁虎10g，蜈蚣2条，枳壳

10g，香附 15g，石斛 15g，金樱子 20g，桑螵蛸 15g，制何首乌 15g，枸杞 15g，合欢皮 15g，首乌藤 30g，杜仲 20g，桑寄生 20g，续断 15g，怀牛膝 20g，刺蒺藜 15g，炙甘草 6g。10 剂，水煎温服，每日 1 剂，每日 3 次。

二诊：10 月 15 日，药后诸症减轻，尤其是夜尿多、眠差消失，故上方去金樱子、桑螵蛸、合欢皮、首乌藤，再进 10 剂。

三诊：10 月 30 日，患者服完 20 剂药后，饮食、二便正常，腰痛、下肢软、头皮发痒消失，脱发减轻，故二诊方去刺蒺藜、杜仲、桑寄生、怀牛膝、续断，续进 10 剂。

三诊：11 月 16 日，药后临床症状基本消失，唯时有脘胀，呃逆。三诊方稍作加减，连续服用 30 剂。嘱其饮食清淡，加强性格修养，保持乐观情绪，做到遇事莫怒。

四诊：2012 年 1 月 10 日，患者服完 60 剂药，历时 3 个月，复查胃镜示，慢性萎缩性胃炎伴肠化痊愈。用香砂六君子汤加减 5 剂，调理善后。随访至今未复发。

三及溃疡汤治消化性溃疡（含胃糜烂）

消化性溃疡主要是指十二指肠和胃溃疡，主要病变为黏膜的局限性组织缺损、炎症与坏死性病变，深入黏膜肌层。典型的消化性溃疡临床表现具有慢性、周期性和节律性上腹痛的特点，常伴有反酸、胃灼热、嗳气等症状，还可伴心理证候群。西医学主要采用抑酸、抗感染、保护胃黏膜等方法。

根据消化性溃疡的临床表现，中医学将其归属于"胃痛""痞满""嘈杂"等范畴。杨德全教授认为，现代人常饥饱失常，嗜食膏粱厚味，劳倦过度，最易损伤脾胃。脾胃为仓廪之官，后天之本，脾胃损伤，气血生化乏源，因此脾胃虚弱为消化性溃疡的发病之根。正如李东垣在《脾胃论·脾胃虚实传变论》所说："元气之充足，皆由脾胃之气无所伤而后能滋养元气；若胃气之本弱，饮食自倍，则脾胃之气既伤，而元气亦不能充，而诸病之所由生也。"脾属太阴湿土，喜燥恶湿，脾虚则更易受湿邪侵袭，湿性重浊黏滞、胶着，阻滞中焦，困于脾胃，蚀肌腐肉，病情缠绵难愈。情志郁结是胃溃疡患者的重要临床特征。长期情志抑郁、焦虑等情绪刺激，易致肝生郁结，升发疏泄不足，戕伐脾土，扰乱气机升降，肝气横逆犯胃，日久化火，烧灼胃络，血肉腐坏而成痈疡。《临证指南医案·胃脘痛》中云："胃痛久而屡发，必有凝痰聚瘀。"消化性溃疡病情迁延反复，日久气病及血，而至胃络瘀阻；或因虚致瘀，或因湿热生瘀，或因气滞成瘀，胃络瘀血的程度和范围不断加重，最终胃用失功，胃体溃疡。

因此杨德全教授认为该病多系内外合邪，病位在胃，与肝脾相关，病机为虚、湿、郁、瘀，其中脾胃亏虚是根本原因，湿、郁、瘀贯穿始终，形成虚实夹杂，本虚标实的病理特点。根据病机，杨教授创立三及溃疡汤加减治疗。

一、三及溃疡汤

［组成］三七粉（冲服）8g，白及15g，炙黄芪30g，陈皮10g，法半夏10g，白豆蔻（后下）10g，延胡索30g，香附20g，海螵蛸15g，煅瓦楞子（先煎）30g，黄连6g，吴茱萸1g，丹参30g，鸡内金10g，甘草6g。

［煎服法］煅瓦楞子先煎20分钟，余药水煎20分钟，白豆蔻后下煎5分钟，每剂煎3遍，混匀，饭前温服，三七粉冲服，每日3次。

［加减］有腹胀食少便溏者，去左金丸，加木香（后下）10g，干姜6g，焦白术15g，茯苓15g，理气温中健脾；苔黄腻加佩兰（后下）10g，薏苡仁20g，芳香化湿利湿；嗳气明显者，加旋覆花（包煎）10g，代赭石（先煎）10g，和胃降逆。

［功效］清热除湿，辛开苦降，益气制酸。

［主治］胃溃疡、十二指肠球部溃疡、慢性非萎缩性胃炎伴糜烂。

［方解］本方以三七、白及为君药，三七散瘀止血，消肿定痛，白及入肺胃经，功专止血生肌，三七、白及联用能促使溃疡糜烂愈合。黄芪益气健脾，既能资生化之源，气旺血充，还能托疮生肌；陈皮、法半夏理气健脾，燥湿化痰；白豆蔻入肺脾胃三经，行气化湿，清降肺胃，宽膈进食；延胡索苦辛性温，行气活血，擅长止痛，如《本草纲目》所言："能行血中气滞，气中血滞，故专治一身上下诸痛。"香附微苦辛平入肝经，疏肝解郁，且助延胡索行气止痛；海螵蛸、煅瓦楞子收敛止血、制酸止痛，含有丰富的钙盐，能够很好地中和胃酸，缓解胃脘部烧灼感，与延胡索、白及连用，加强制酸止痛之功，共为臣药。黄连配吴茱萸为左金丸，辛开苦降，寒热并投，以苦寒为主，泻火不凉遏，温降不助火邪；丹参凉血化瘀消痈；鸡内金消食健胃，以上共为佐药。使以甘草缓急止痛，和中调药。

二、病案举例

病例1：王某，男，33岁，2019年12月13日初诊。

患者胃脘隐痛2年，曾服奥美拉唑、丽珠得乐后仍病情反复。胃镜检查提示慢性浅表性胃炎、十二指肠球部溃疡。3天前因吃辛辣食物后胃脘疼痛加重，在家自服胃药治疗，效果欠佳。刻诊：胃脘隐痛，嘈杂，口苦，大便次数多，舌尖红，苔微黄，脉弦细。

中医诊断：胃痛。

辨证：肝胃不和、气滞血瘀证。

治法：清肝和胃、活血化瘀、制酸止痛。

处方：三及溃疡汤加减。

药用：三七粉（冲服）8g，白及15g，海螵蛸20g，白豆蔻（后下）10g，鸡内金10g，木香（后下）10g，茯苓15g，焦白术15g，黄连6g，五灵脂（包煎）15g，蒲黄（包煎）15g，醋延胡索30g，佩兰（后下）10g，吴茱萸1g，白芍15g，生甘草6g。10剂，每日1剂，水煎温服，每日3次。

二诊：12月30日，药后诸症大减，疼痛消失，大便次数较前减少，次数仍偏多，此为脾虚湿盛，故上方加莲子15g，白扁豆20g，薏苡仁20g，以健脾渗湿止泻。10剂。

三诊：2020年1月13日，20剂药服完后，诸症消失，大便次数正常，大便夹有未消化食物，此乃脾阳虚衰，故去黄连、吴茱萸，加干姜温中健脾。10剂。

四诊：3月4日，药后临床症状完全消失，复查胃镜十二指肠球部溃疡痊愈。仍用三诊方10剂，巩固疗效。嘱饮食清淡，忌酸甜辣食物。随访至今未复发。

病例2：苏某，女，38岁，2017年6月15日首诊。

患者平素饮食不规律，嗜酸辣辛凉，3年前胃脘隐痛，伴灼热感，嗳气吞酸，腹胀便溏，在某医院行胃镜检查，诊断为胃溃疡。服用雷贝拉唑肠溶片、康复新液等，疗效欠佳。因工作繁忙，情绪不稳，病情加重，遂求中医治疗。刻诊：痛苦面容，呃逆嗳气，纳呆便溏，剑突下有轻度压痛，舌淡苔薄白，脉细。

中医诊断：胃痛。

辨证：肝郁脾虚证。

治法：健脾益气，疏肝和胃。

处方：三及溃疡汤加减。

药用：三七粉（冲服）8g，白及15g，木香（后下）10g，海螵蛸15g，柴胡12g，枳壳15g，白芍15g，香附20g，郁金20g，延胡索30g，茯苓20g，白术20g，五灵脂（包煎）15g，蒲黄（包煎）15g，鸡内金10g，甘草6g。5剂，水煎温服，每日1剂，分3次。

二诊：6月22日，服上方后诸症明显减轻，大便1日1次且通畅，仍心烦易怒，胃脘灼热，加夏枯草20g，黄连6g，吴茱萸1g，以清肝泄热。再进5剂。

三诊：6月30日，服用10剂后，诸症减轻大半，无灼热感，饭量增加，去黄连、吴茱萸，坚持服用半年。嘱稳定情绪，豁达心胸，忌酸辣甜食。

半年后回访，胃痛吞酸均愈，胃镜复查显示胃溃疡愈合。

急穿藤梨散治胃癌

胃癌是临床常见的恶性肿瘤之一，具有发病率高、转移率高、病死率高的特点。其发病较为隐匿，早期一般没有特异症状，随着病情进展逐渐出现食欲减退、上腹部疼痛、恶心呕吐、黑便、体质量减轻等临床症状。西医治疗胃癌主要通过手术治疗、化学药物治疗、放射治疗、靶向治疗、免疫治疗及介入治疗等方法。

胃癌属于中医"胃痛""积聚"等范畴。其发病多由于邪毒侵袭、饮食不节、情志不遂、劳倦内伤等导致脾胃功能失常，日久邪毒内壅，气机郁滞、痰凝血瘀，胶结于胃，则诱发胃癌。杨德全教授认为，胃癌病位在胃，与脾、肝密切相关。首先强调脾虚贯穿于胃癌始终，如《灵枢·百病始生》云："是故虚邪之中人也，始于皮肤，皮肤缓则腠理开，开则邪从毛发入……传舍于肠胃，在肠胃之时，贲响腹胀……息而成积。"人体饮食失节，劳倦过度或情志不畅，导致脾失健运，胃失和降，则水谷精微不能输布以濡养周身，气血生化乏源，致机体正气受损，特别是胃癌术后或化疗后更加耗损元气，加重气血亏虚。脾胃虚弱的同时，脾胃气机升降失常，气血津液运行受阻，导致津凝为痰，血停为瘀，痰瘀互结，日久化热，渐生癌毒，癌毒与痰、瘀、湿、热胶结，客于胃腑，则形成胃癌。杨教授指出，胃癌的发生发展，以脾气亏虚为根本，气、痰、瘀、毒邪相互搏结为基本病机，创立急穿藤梨散化裁治疗。

一、急穿藤梨散

［组成］急性子15g，石见穿15g，藤梨根30g，白花蛇舌草20g，半枝莲15g，红豆杉6g，狼毒3g，焦白术15g，广木香（后下）10g，砂仁（后下）10g，茯苓20g，陈皮10g，灵芝20g，守宫8g，蜈蚣2条，甘草6g。

［煎服法］水煎20分钟，广木香、砂仁后下熬5分钟，每剂煎3遍，混匀，饭前温服，每日3次。

［加减］脾气虚明显者，加炙黄芪30g，党参15g，或补中益气汤，健脾益

气；腹胀明显者，加柴胡10g，枳壳15g，香附15g，疏肝理气；内有湿浊，苔腻者，加白豆蔻（后下）10g，佩兰（后下）10g，薏苡仁20g，芳香化湿；便溏者，加白扁豆20g，莲子15g，炮姜10g，健脾温中；疼痛明显者，加延胡索30g，徐长卿（后下）15g，白芍15g，蒲黄（包煎）15g，五灵脂（包煎）15g，加强活血止痛之力；恶心呕吐者，加法半夏10g，生姜6g，旋覆花（包煎）10g，代赭石（先煎）10g，降逆止呕。

［功效］益气健脾，清热解毒，破瘀散结。

［主治］胃癌。

［方解］本方紧扣胃癌"虚、气、痰、瘀、毒"的病因病机组方。针对"瘀、毒"，选用对胃癌有明确疗效的三味药为君药：急性子、石见穿、藤梨根。急性子始载于《救荒本草》，为凤仙花科植物凤仙的种子，有破血、消积、软坚之功，《本草纲目》言其主治"产难，积块，噎膈，下骨鲠，透骨通窍"；石见穿活血化瘀、清热利湿、散结消肿；藤梨根味酸、涩，性凉，以猕猴桃科植物的根入药，有清热解毒、抗癌消肿、健胃之功，杨德全老师使用藤梨根最大剂量可达60g。再加抗癌药白花蛇舌草、半枝莲、红豆杉、狼毒清热解毒，活血止痛。因为抗癌类药多破血攻积，可中伤胃气，而且脾胃虚弱贯穿胃癌始终，因此配伍调养气血、顾护脾胃之品，以防伤正。针对"虚、气、痰"，杨德全老师仿香砂六君子汤之意，白术健脾燥湿；木香、砂仁化湿开胃，理气温脾；陈皮理气燥湿化痰；茯苓渗湿健脾，灵芝扶正补虚，以上均为臣药。杨德全老师还常在处方中加入1~3味虫类药物，因药性峻猛，效力专注，不宜多用。蜈蚣辛，微温，有小毒，入肝经，有息风镇痉、攻毒散结、通络止痛的作用；守宫，即壁虎，《本草纲目》谓其"味咸，性寒，有小毒"，可治"血积成痞""瘰疬"等多种疾病，两药为佐。使以甘草补脾益气，调和诸药。全方共奏健脾益气、活血化痰、抗癌解毒之功，突出以扶正为基础的攻补兼施。

二、病案举例

病例1：熊某，男，69岁，2005年8月9日初诊。

患者因胃癌在某医院作切除术，因经济困难和恐惧放化疗不良反应而要求出院接受中医治疗。刻下症见：体倦，心慌，眩晕，腰痛，寐差，面色苍白，纳呆、脘胀、舌淡，苔微腻，脉细弱。

中医诊断：癌病（胃癌）。

辨证：中气不足、气血两虚证。

治法：益气健脾养血，扶正活血抗癌。

处方：急穿藤梨散加减。

药用：广木香（后下）10g，砂仁（后下）10g，党参20g，焦白术20g，茯苓20g，守宫10g，狼毒3g，炙黄芪30g，当归10g，枳壳15g，升麻6g，柴胡6g，灵芝20g，三七粉（冲服）8g，炮山甲粉（冲服）4g，蜈蚣2条，急性子15g，石见穿10g，藤梨根30g，白豆蔻（后下）10g，鸡内金10g。7剂，每日1剂，水煎温服，每日3。配合阿胶补血膏，每次服20g，每天2次。

二诊：8月30日，患者药后病情好转，胃纳增加，上方去白豆蔻，连服2个月，复查血常规各项指标显示正常，症状消失，随诊6年无复发。

病例2：彭某，男，72岁，2019年1月6日初诊。

患者胃癌术后1年余，既往有胆结石、甲状腺结节、冠心病病史。刻诊：怕冷，易感冒，乏力，全身皮肤瘙痒，夜尿多，时有心慌，口干，纳呆，食后腹胀，小便黄，便溏，舌淡红，苔黄薄腻，有齿痕，脉缓弱。

中医诊断：癌病（胃癌）。

辨证：脾虚气滞，兼夹湿热证。

治法：补气健脾，扶正抗癌，清化湿热。

处方：急穿藤梨散加减。

药用：急性子15g，石见穿15g，藤梨根30g，炒白术20g，茯苓20g，陈皮10g，红豆杉3g，红景天12g，半枝莲10g，菌灵芝20g，鸡内金10g，佩兰（后下）10g，黄芪30g，狼毒3g，三七粉（冲服）8g，炒山楂20g，天花粉15g，炒蒺藜20g，白豆蔻（后下）10g，白花蛇舌草10g，瓜蒌皮15g，薤白15g，炒白扁豆20g，莲子10g，木香（后下）10g，蜈蚣2条，守宫10g，生甘草6g。10剂，每日1剂，水煎温服，每日3次。

二诊：1月22日，患者服10剂后，临床症状好转，但食少便溏，时有心悸，怕冷易感冒犹在，故上方去天花粉、佩兰、刺蒺藜、木香，加淫羊藿15g，再进10剂。

三诊：2月15日，药后患者诸症基本消失。建议再进10剂，以巩固疗效，并嘱其饮食清淡，忌海腥发物。以后患者间断服用上方，随访近4年未再复发。

狼毒二鳖灵仙汤治食管癌

食管癌是一种常见且预后较差的癌症，在我国，其发病率和死亡率均较高。本病临床上早期症状一般不明显，或表现为反复出现的吞咽食物时有异物感或哽咽感，或胸骨后疼痛，中晚期表现为上述症状持续出现或吞咽食物困难，甚至食管穿孔、声音嘶哑、吞咽梗阻，明显消瘦，锁骨上淋巴结肿大或呼吸困难等。手术是食管癌的首选，但是食管癌早期症状不明显，多数食管癌患者确诊时已处于中晚期，错过了手术时机，常采用化疗、靶向治疗或放疗的综合治疗方式。

食管癌属于中医学"噎膈"范畴，是"风、痨、臌、膈"四大难症之一。病因主要包括饮食习惯、过度饮酒、七情不遂、年老体衰、遗传禀赋等，致痰、气、瘀、毒凝聚食道。正如《金匮翼·噎膈反胃统论》曰："噎膈之病，大都年逾五十者，是津液枯槁者居多。"杨德全教授也认为，食管癌发生多以中老年为主，随着年龄的增大，正气逐渐亏虚，机体防御能力下降，易遭外邪侵袭。因脾为后天之本，气血生化之源，若脾胃虚弱，气血匮乏，必致机体正气不足，因此脾气亏虚是食管癌的主要发病基础。脾气虚弱，健运失常，痰浊内生，阻碍气机，瘀血内停，痰浊与瘀血相搏结，胶结日久，蕴而化热形成癌毒，阻塞食道，积聚成有形之肿块。癌毒是恶性肿瘤的主要致病因素，在疾病的发展过程中起着决定性作用。癌毒形成以后又作为新的致病因素作用于机体，进一步耗伤人体正气，导致脏腑功能衰弱或失调，影响气血津液的运行与输布。杨德全教授总结为食管癌本虚标实，脾虚贯穿疾病始终，气、痰、瘀、毒是发病的重要因素，创立狼毒二鳖灵仙汤化裁治疗。

一、狼毒二鳖灵仙汤

[组成] 狼毒 3g，木鳖子 10g，鳖甲（先煎）20g，灵芝 20g，威灵仙 20g，急性子 15g，石见穿 15g，守宫 10g，蜈蚣 4 条，炮山甲粉（冲服）4g（用土鳖虫 10g 代），白花蛇舌草 20g，半枝莲 15g，藤梨根 30g，三棱 15g，莪术 15g，蒲黄（包煎）15g，五灵脂（包煎）15g，法半夏 10g，厚朴 10g，瓜蒌皮 15g，甘草 6g。

[煎服法] 鳖甲先煎 20 分钟，与其他药共煎 25 分钟，炮山甲粉冲服，每剂煎 3 遍，混匀，饭前温服，每日 3 次。

[加减] 吞咽干涩者，加生地黄 15g，麦冬 15g，沙参 15g，石斛 15g，养阴润燥；体虚者，加党参 15g，黄芪 30g，白术 20g，扶正补虚、健脾益气；食少纳呆者，加鸡内金 10g，神曲 15g，麦芽 15g，白豆蔻（后下）10g，芳香醒脾开胃；呃逆嗳气者，加旋覆花（包煎）10g，代赭石（先煎）30g，姜半夏 10g，陈皮 10g，疏肝解郁，降气止呃；胸痛者加"胸四味"：郁金 20g，延胡索 30g，丝瓜络 10g，瓜蒌皮 15g，理气宽胸，通络止痛；情志抑郁者，加郁金 15g，柴胡 10g，行气解郁；眠差者，加炒酸枣仁 30g，首乌藤 30g，合欢皮 15g，解郁安

神；反酸胃灼热者，加海螵蛸 15g，煅瓦楞子（先煎）30g，制酸止痛；大便干结者，加火麻仁 30g，柏子仁 15g，桃仁 10g，润肠通便。

［功效］行气宽胸，活血软坚，扶正抗癌。

［主治］食管癌或食管癌术后。

［方解］本方主要解决食管癌局部病变，针对进食梗阻不畅这一主要矛盾进行重点治疗，药专力强，疗效显著。狼毒散结止痛，木鳖子攻毒软坚，两者均有毒，是杨德全教授常用的"以毒攻毒"抗癌药对，狼毒用量一般 1~3g，木鳖子在 10g 以内；鳖甲软坚散结，滋阴润燥，与灵芝配伍，扶正祛邪，益气养阴，提高机体的抗癌能力，三药共为君药。威灵仙其性好走，通行十二经脉，通络止痛，能治鱼骨梗喉；急性子理气化痰、消瘀散结；石见穿清热解毒，破瘀止痛，三者是治疗食管癌的经典组合，能缓解肿瘤梗阻的症状；守宫、蜈蚣、穿山甲（土鳖虫）搜风通络，走窜入经，增加诸药祛痰化瘀解毒之力；同时辅以白花蛇舌草、半枝莲、藤梨根清热利湿、抗癌解毒，以上皆为臣药。佐以三棱、莪术软坚散结；法半夏、厚朴、瓜蒌皮宽胸理气化痰；蒲黄、五灵脂组成失笑散，活血化瘀，散结止痛。使以甘草缓急止痛，和中调药。全方共奏健脾益气、行气化痰、软坚散结、破瘀解毒之功。

二、病案举例

病例 1：曾某，男，42 岁，2019 年 11 月 11 日初诊。

患者平素喜"烫食"，2019 年 4 月在我院行食管癌（中段、晚期）手术治疗，未行放化疗，术后感胸骨后疼痛不适，侧卧位时反酸明显，多处诊疗（具体不详）病情均无明显改善，今日来我科就诊。刻诊：胸骨后疼痛，夜间尤甚，腹胀，纳差，畏寒肢冷，夜尿多、尿不尽，眠差，无吞咽困难、腹痛、口干，舌淡紫暗，少苔，脉缓。

中医诊断：噎膈。

辨证：脾肾阳虚，气滞血瘀证。

治法：行气宽胸，活血软坚，扶正抗癌。

处方：狼毒二鳖灵仙汤加减。

药用：狼毒 3g，威灵仙 20g，砂仁（后下）10g，党参 15g，陈皮 10g，急性子 15g，藤梨根 30g，红豆杉 3g，半枝莲 10g，白花蛇舌草 20g，石见穿 15g，灵芝 20g，干姜 10g，鸡内金 10g，木香（后下）10g，炒白术 20g，茯苓 20g，白豆蔻（后下）10g，海螵蛸 20g，金樱子 20g，淫羊藿 20g，桑螵蛸 10g，桑寄生 20g，杜仲 20g，怀牛膝 20g，续断 10g，莪术 15g，三棱 15g，蒲黄（包煎）

10g，五灵脂（包煎）10g，守宫10g，延胡索40g，炙甘草6g。10剂，每日1剂，水煎温服，每日3次。

二诊：2020年12月13日，药后胸骨后疼痛缓解，饮食可，故去延胡索、砂仁、党参、陈皮，另诉咽痒干咳，加桔梗10g，蝉蜕10g，清肺利咽。再进10剂。

三诊：2021年1月17日，患者服10剂药后，咽痒咳嗽好转，故去桔梗、蝉蜕，现胸骨后疼痛有所反复，夜尿多改善，睡眠增加，饮食大便尚可。家人代诊，在二诊方基础上加用延胡索40g，蜈蚣2条通络止痛，攻毒散结预防复发，予以10剂以巩固疗效，并嘱其饮食清淡，忌海腥发物。

四诊：2021年2月6日，药后临床症状基本消失，三诊方去金樱子、桑螵蛸，续进10剂，巩固治疗。之后间断服药，随访至今，病情稳定。

病例2：杨某，男，64岁，2017年5月29日初诊。

患者2016年因"食管癌"行手术治疗，术后化疗5次，一直在杨德全教授处服中药巩固治疗。刻诊：吞咽饮食稍有梗阻，尤其是固体食物，食少便溏，吐清涎，胸闷，呃逆，体倦乏力，怕冷，易感冒，舌淡苔白腻，脉缓弱。

中医诊断：噎膈。

辨证：脾虚气滞，痰瘀互结证。

治法：行气宽胸，活血软坚，扶正抗癌。

处方：狼毒二鳖灵仙汤加减。

药用：狼毒3g，木鳖子10g，鳖甲（先煎）20g，威灵仙20g，三棱15g，莪术15g，蒲黄（包煎）15g，五灵脂（包煎）15g，炮山甲粉（冲服）4g，法半夏10g，白花蛇舌草20g，半枝莲15g，急性子15g，石见穿15g，藤梨根30g，灵芝20g，蜈蚣4条，守宫10g，厚朴10g，瓜蒌皮15g，茯苓20g，焦白术20g，白豆蔻（后下）10g，鸡内金10g，甘草6g。5剂，每日1剂，水煎温服，每日3次。

二诊：7月17日，药后诸症好转，续进10剂。

三诊：9月9日，药后临床症状基本消失，吞咽流质、固体食物均无梗阻，饮食、二便正常。上方去厚朴、茯苓、白术，再进10剂。

四诊：10月23日，患者服25剂药后，临床症状全部消失，建议继续巩固治疗，在三诊基础上去法半夏。10剂。

五诊：12月25日，患者目前无明显消化道不适症状，偶感口干，故继续扶正抗癌治疗，在四诊基础上加炙黄芪30g，天花粉15g，益气增强免疫功能，清热生津。10 剂。

六诊：2018 年 1 月 22 日，患者目前无明显消化道不适症状，仍感口干，饱餐后稍腹胀不适，故在五诊基础上加木香（后下）10g，余药同前。10 剂。

患者服药后，临床无明显不适症状，建议继续服药以巩固疗效，并嘱其饮食清淡，忌辛辣刺激食物、海腥发物，适当锻炼，定期复查既病防变。间断服药至今，随访 5 年未复发。

健脾温肾清肠汤治慢性结肠炎

慢性结肠炎是临床常见的炎症性肠病之一，好发于结肠、乙状结肠及直肠。其发病机制目前尚不明确，多与遗传易感性、免疫反应失调、微生物生态失调、环境等因素有关。慢性结肠炎的主要临床表现为腹痛、腹泻（或便秘）、腹胀、黏液便甚至脓血便，部分患者还会出现发热、体重减轻、贫血等情况。本病病程长，且迁延难愈、反复发作，治疗不及时或治疗不当容易出现节段性肠麻痹，进一步导致结肠狭窄、肠穿孔、肠梗阻、中毒性巨结肠、肠癌变等情况，危及生命。目前西医学多采用氨基水杨酸制剂、糖皮质激素、免疫抑制剂、生物制剂及肠道微生态制剂等治疗。

根据慢性结肠炎的临床表现，将其归为中医学"泄泻""痢疾""肠风"等范畴。《景岳全书·泄泻》曰："泄泻之本，无不由于脾胃。"杨德全教授结合自身多年的临床经验，认为脾虚湿盛是慢性结肠炎的病理基础。素体脾虚或外感湿邪、饮食不节、七情所伤等因素侵袭，脾胃受戕，运化无权。脾运失健，易致湿浊内生，郁久化热，湿热壅滞中土，清浊共走肠道，发为泄泻。同时，脾虚日久，则湿浊渐甚，湿邪易趋下行，黏滞重浊，循经及肾，阻碍肾阳蒸腾气化，因此泄泻日久，则易致脾肾阳虚。正如《内外伤辨惑论》所言："盖脾胃不足，荣气下流……乃肾间受脾胃下流之湿气，闭塞其下，致阴火上冲。"故杨德全教授认为，慢性结肠炎病位在肠，但与脾、胃、肝、肾等脏腑密切相关，本病迁延反复，缠绵难愈，多为本虚标实，寒热错杂之候，根本病机为脾虚湿困。杨教授主张本病治疗要用复方、大方，重点在于运脾祛湿，兼顾行气及扶阳，创立健脾温肾清肠汤。

一、健脾温肾清热汤

［组成］党参 20g，焦白术 20g，炮姜 6g，木香（后下）10g，砂仁（后下）10g，陈皮 10g，茯苓 20g，补骨脂 15g，肉豆蔻 10g，诃子 15g，肉桂（后下）

6g，黄连 3g，白芍 15g，白扁豆 20g，莲子 15g，建曲 15g，甘草 6g。

〔煎服法〕水煎 20 分钟，木香、砂仁、肉桂后下熬 5 分钟，每剂煎 3 遍，混匀，饭前温服，每日 3 次。

〔加减〕食生冷油腻之物加重者，重用炮姜 10g，加焦山楂 15g，以温中消食；纳呆者，加白豆蔻（后下）10g，鸡内金 10g，芳香醒脾，开胃进食；有气郁呃逆者，加香附 20g，郁金 20g，疏肝解郁；便下赤白脓血者，加白头翁 15g，秦皮 15g，败酱草 15g，清热祛湿止痢；泻下完谷不化、形寒肢冷者，加制附子（先煎）10g，干姜 10 g，温补脾肾；病程较长，入络入血者，加莪术 10g，丹皮 15g，赤芍 15g，活血化瘀；出血甚者，加地榆 15g，槐花 15g，仙鹤草 15g，收敛止血。

〔功效〕温补脾肾，清利湿热。

〔主治〕慢性结肠炎。

〔方解〕本方由香砂六君子汤、理中丸、二神丸、戊己丸加减而成。以党参益气健脾，补中养胃为君药。臣以炮姜温脾暖胃，助阳驱寒，与党参相配，益气健脾，补虚助阳；脾为中土，喜燥恶湿，虚则湿浊易生，反困脾胃，配以甘温苦燥之白术，既健脾补虚以助阳，又燥湿运脾以助生化；茯苓健脾渗湿；陈皮、木香、砂仁芳香醒脾，理气止痛。补骨脂辛苦大温，辛则散邪，温则暖肾，脾肾不虚不寒，则泄泻可止，且补命门之火以温养脾土；肉豆蔻、诃子辛温而涩，温能益脾，涩能止泻，专固大肠，温煦脾肾之阳又可散寒而收泄利；肉桂长于走中下焦，加强温补脾肾之力；四药合用温补脾肾，涩肠止泻。佐以黄连清大肠湿热，与木香相配取香连丸之意，调气以除后重，同时制约补骨脂、肉豆蔻等温药之性而寓反佐之意，既无助热之弊，又无留寇之虞；白芍合甘草柔肝缓急以止腹痛；白扁豆、莲子、建曲健脾化湿开胃。使以甘草调和诸药。全方扶脾治本，温补脾肾，清利湿热，寒热并用，标本兼顾。

二、病案举例

病例 1：郭某，男，24 岁，2020 年 12 月 18 日初诊。

患者既往体健，半年前无明显诱因出现大便次数增多 5~6 次 / 天，大便不成形，食油腻及生冷后上述症状稍加重，无黏液脓血，无坠胀感，无大便失禁，他院行血常规、大便常规检查未见明显异常，肠镜检查诊断为慢性结肠炎。间断诊疗效差，现胃脘部胀满明显，故来就诊。刻诊：大便次数较多，便溏，胃脘部胀满，无反酸、胃灼热，轻压痛，无反跳痛，肠鸣音无亢进，畏寒肢冷、体倦乏力，无手足心发热，舌红苔薄黄，脉缓。

中医诊断：泄泻。

辨证：脾肾阳虚证。

治法：温肾健脾。

处方：健脾温肾清肠汤加减。

药用：党参10g，茯苓20g，炒白术20g，砂仁（后下）10g，白扁豆20g，莲子15g，炒山楂10g，鸡内金10g，神曲10g，干姜10g，白豆蔻（后下）10g，陈皮10g，木香（后下）10g，补骨脂15g，肉豆蔻10g，肉桂（后下）6g，诃子15g，炙甘草6g。5剂，每日1剂，水煎温服，每日3次。

二诊：12月25日，药后腹胀满减轻，便次减少至3~4次/天，但肛门灼热，口苦，故上方加黄连3g，组成香连丸清热燥湿，行气化滞。再进5剂。

三诊：2021年1月5日，共服10剂后，诸症全消。建议二诊方续进10剂，巩固疗效，并嘱其饮食清淡，少食辛辣肥甘生冷不易消化之物。随访至今未复发。

病例2：董某，女，50岁，2017年5月14日初诊。

患者经常腹泻，大便次数增多，带有黏液，到某医院做肠镜检查，诊断为慢性结肠炎。经过一段时间的西药治疗，效果不显。刻诊：大便次数增多，一天3~5次，吃生冷、油腻、辛辣食物加重，大便前腹痛，腹痛即泻，泻后痛减，肛门坠胀，大便时有黏液，纳呆，体倦乏力，畏寒，腹胀，呃逆，口干口苦，舌淡苔黄微腻，脉弦缓。

中医诊断：泄泻。

辨证：肝郁脾虚、寒热错杂证。

治法：疏肝健脾，寒温并用。

处方：健脾温肾清肠汤加减。

药用：广木香（后下）10g，砂仁（后下）10g，党参20g，焦白术20g，炮姜6g，陈皮10g，白芍15g，黄连3g，补骨脂15g，肉豆蔻10g，肉桂（后下）6g，神曲15g，茯苓20g，白扁豆20g，莲子15g，白豆蔻（后下）10g，香附15g，郁金20g，诃子15g，甘草6g。5剂，每日1剂，水煎温服，每日3次。

二诊：5月22日，药后病情减轻，大便次数减少，没有黏液，大便稀，一天1~2次，食欲好转，精神渐振，腹痛、呃逆、腹胀消失。上方去疏肝解郁的香附、郁金，再进10剂。

三诊：6月7日，服完15剂后，临床症状基本消失，建议续进10剂巩固，嘱饮食清淡，忌生冷、油腻、辛辣、不易消化之物。随访5年病情稳定。

阳黄汤治黄疸型肝炎

黄疸型肝炎是由肝炎病毒感染、药物性肝损伤、酒精性肝损伤、化学毒物损伤、自身免疫损伤、血脂代谢异常等原因引起的肝炎，同时伴有皮肤黏膜、巩膜黄染及血清胆红素大于 17.1μmol/L 为特点的病变。常表现为乏力、厌油腻、恶心、食欲减退等症状。西医一般采用降酶、利胆、护肝等治疗。若未及时采取治疗措施，病情将持续恶化，严重影响肝脏功能，易引起并发症，甚至导致患者死亡。本节讨论的黄疸型肝炎不包括重型肝炎。

本病属中医"黄疸"的范畴，杨德全教授认为湿邪是黄疸发病的主要病因，正如《素问·阴阳应象大论》曰："其在天为湿，在地为土，在体为肉，在脏为脾，在色为黄。"湿邪既可从外感受，如外感湿热疫毒，也可自内而生，如饮食劳倦或它病所致。一方面湿邪熏蒸肝胆，导致肝失疏泄，肝郁气滞，胆汁不循常道而外溢；另一方面，脾喜燥恶湿，湿邪困阻脾胃，脾胃升降失司，"土壅侮木"，加重肝胆疏泄异常。黄疸除身目黄染外还有食欲不振、恶心、腹胀、呕吐、乏力，正是脾胃运化失常的临床表现。李中梓在《医宗必读》中论述道："黄者中央戊己之色，故黄疸多属太阴脾经。脾不能胜湿，复挟火热，则郁而生黄。"此外，瘀毒也是黄疸的重要病机之一。张仲景明确指出："四肢苦烦，脾色必黄，瘀热以行。"临床上黄疸多见于慢性病，加上患者受疫毒、药毒、酒毒所伤，久病必瘀，病久入络，瘀毒滞留体内，瘀滞脉道，可致黄疸。因此杨德全教授指出，黄疸的核心病机是肝脾不和，湿瘀毒互结。由于致病因素不同及个体素质的差异，湿邪可从热化或从寒化，分为阳黄和阴黄。对于阳黄的治疗，杨德全教授以茵陈蒿汤为基本方，创立了阳黄汤。对于湿从寒化的阴黄，则在阳黄汤的基础上加用附子、白术、干姜、桂枝等温中健脾之品。杨教授强调，黄疸在临床上寒热虚实变化多端，临证切忌墨守成规，拘泥书本，务必辨证准确，药随症转，证变药变。

一、阳黄汤

［组成］茵陈 15g，虎杖 15g，炒栀子 15g，玉米须 15g，板蓝根 15g，广木香（后下）10g，延胡索 15g，炒川楝子 10g，郁金 20g，焦山楂 15g，神曲 15g，鸡内金 10g。

［煎服法］每剂煎 3 遍，混匀，饭前温服，每日 3 次。

［加减］黄疸甚者，加垂盆草 15g，金钱草 30g，郁金 20g，利胆退黄；湿

重者，加茯苓 20g，猪苓 15g，泽泻 15g，利水祛湿；恶心呕吐者，加姜半夏 10g，陈皮 10g，降逆止呕；食欲不佳者，去栀子，加白豆蔻（后下）10g，佩兰（后下）10g，薏苡仁 15g，芳香醒脾；瘀热明显者，加丹参 15g，丹皮 10g，赤芍 10g，凉血活血。

［功效］清热利湿，活血解毒，疏肝健脾。

［主治］黄疸型肝炎属湿热阳黄者。

［方解］湿邪为黄疸的关键病理因素，祛湿为其治，祛湿贵在予邪以出路，利小便为最重要的途径，故方中用茵陈、虎杖、栀子、玉米须清热利湿退黄，茵陈为君，虎杖、栀子、玉米须为臣。杨德全教授通过大量的临床观察发现，虽然阳黄以湿、热、瘀为甚，但黄疸患者一般脾胃受损，不宜大量使用寒凉败胃之品，以免寒化冰伏，更伤中阳，不利于湿热清解。因此临证一般不用苦寒的大黄泻热通便，喜用虎杖替代，现代研究表明，虎杖能改善微循环，抗肝损伤，同时该药兼具活血祛瘀、通利大便之功，配伍茵陈、栀子，似茵陈蒿汤之用。但虎杖泻下作用较大黄缓和，体现了杨德全时时以顾护脾胃为念。佐以板蓝根入肝胃血分，清热解毒凉血；郁金活血止痛，行气解郁，清心凉血，加强利胆退黄；延胡索、川楝子相配伍为金铃子散，川楝子味苦性寒，善入肝经，疏肝气，泻肝火，延胡索辛苦而温，行气活血，长于止痛，总有疏肝泄热，活血止痛之功效。使以山楂、神曲、鸡内金健脾开胃，解脾胃困顿郁滞，与善行脾胃之气的广木香配合，消食化积，理气健脾。全方共奏清热利湿，活血解毒，疏肝健脾之功。

二、阴黄汤

［组成］茵陈 15g，玉米须 15g，虎杖 15g，制附片（先煎）15g，炮姜 10g，焦白术 20g，板蓝根 15g，广木香（后下）10g，延胡索 15g，炒川楝子 10g，郁金 20g，焦山楂 15g，神曲 15g，鸡内金 10g。

［煎服法］每剂煎 3 遍，混匀，饭前温服，每日 3 次。

［加减］神疲乏力者，加黄芪 15g，党参 10g，补益中气；纳呆便溏者，加茯苓 15g，白扁豆 10g，薏苡仁 15g，莲子 15g，健脾祛湿；瘀血明显者，加川芎 10g，红花 10g，温中活血。

［功效］温中健脾，利湿退黄。

［主治］黄疸型肝炎属寒湿阴黄者。

三、病案举例

病例1：邱某，男，17岁，2001年8月13日初诊。

患者1个多月前因饮食不慎，出现腹泻，恶心，纳呆，体倦。于某医院诊断为黄疸型肝炎（甲型），住院治疗1个月余（用药不详），疗效不显。曾服中药，服一次药后腹泻加重，遂停服。刻诊：全身皮肤、巩膜黄色鲜明，小便黄，腹胀，恶心纳呆，闷油，身倦乏力，右胁叩击痛。舌红苔厚腻微黄，脉濡数。肝功能检查：TBIL 157μmol/L，DBIL 71μmol/L，IBIL 86μmol/L，ALT 187U/L，AST 151U/L。

中医诊断：黄疸（阳黄）。

辨证：湿重于热证。

治法：清热利湿退黄，理气和胃止痛。

处方：阳黄汤加减。

药用：茵陈15g，炒栀子15g，玉米须15g，板蓝根15g，虎杖15g，广木香（后下）10g，延胡索15g，炒川楝子10g，神曲15g，焦山楂15g，鸡内金10g，郁金20g，法半夏10g，白豆蔻（后下）10g。5剂，每日1剂，水煎，饭前温服，每日3次。

二诊：8月20日，患者服完5剂药后，诸症大减，恶心厌油腻消失，胃口大开，饮食正常，皮肤、巩膜黄染明显消退，肝区叩击痛减轻，体倦乏力好转，唯大便偏稀。上方去半夏、白豆蔻，加焦白术15g，茯苓15g，健运脾胃，再进5剂。

三诊：8月27日，药后患者临床症状全消，复查肝功各项指标正常。建议再服5剂巩固，嘱其饮食清淡，不宜劳累，注意休息。

病例2：张某，男，28岁，2002年8月5日初诊。

患者20多天前因在建筑工地打工，饮食不洁，出现体倦乏力，不思饮食，厌油腻，7天后出现巩膜、皮肤黄染。于湖北宜昌某医院检查，诊断为黄疸型肝炎（甲型），住院治疗半月（用药不详），疗效不显。刻诊：患者全身皮肤、巩膜黄染，黄色晦暗，特别怕冷，时值初秋，天气尚炎热，但身着毛衣，体倦乏力，腹胀纳呆，小便黄，大便稀溏，肝区叩击痛。舌淡苔白腻，脉濡缓。肝功能检查：TBIL 138μmol/L，DBIL 69μmol/L，IBIL 79μmol/L，ALT 169U/L，AST 153U/L。

中医诊断：黄疸（阴黄）。

辨证：寒湿阻遏证。

治法：温中健脾，利湿退黄。

处方：阴黄汤加减。

药用：茵陈15g，板蓝根15g，虎杖15g，制附片（先煎）15g，炮姜10g，焦白术15g，广木香（后下）10g，延胡索15g，炒川楝10g，神曲15g，焦山楂15g，鸡内金10g，郁金20g，白豆蔻（后下）10g，玉米须15g。5剂，每日1剂，水煎，饭前温服，每日3次。

二诊：8月13日，患者服完5剂后，症状基本消失，已不怕冷，饮食、大便正常，体倦乏力大为好转，白腻苔消退。因担心其宜昌工地的管理工作，要求带药回工地继续服用。效不更方，上方续进10剂。嘱其忌食生冷、油腻、辛辣，注意休息。

三诊：8月28日，患者服完10剂后，临床症状全部消失，复查肝功能正常。

乙肝转阴汤治慢性乙型病毒性肝炎

慢性乙型肝炎是由乙型肝炎病毒持续感染引起的肝脏慢性炎症性疾病。临床表现为乏力、纳呆、恶心、腹胀、肝区疼痛等症状。若病毒得不到有效控制，后期可发展为肝硬化，甚至肝癌。西医治疗慢性乙型肝炎主要以抗病毒、保肝、降低转氨酶、逆转肝纤维化为主。

中医学认为慢性乙型肝炎属"胁痛""黄疸"等范畴，杨德全教授通过大量的临床案例发现，慢性乙型肝炎患者就诊时多表现为面色晦浊，乏力、纳呆、恶心欲呕、腹胀、口苦、口黏，大便黏腻不爽，舌质红，苔腻等湿热症状，又根据乙肝为感染乙肝病毒所致，杨教授认为本病初为感受湿热疫毒，湿毒之邪缠绵难去，由表入里，阻于中焦，交蒸于肝胆，肝胆气机受阻，胆汁排泄失常，肝血不能从肝脏正常输出，肝络瘀滞，导致肝脏实质逐渐损坏。同时，肝属木，脾为土，肝郁易克脾，脾虚失运，一方面不能运化水谷精微，气血生化乏源，日久机体气血亏虚；另一方面，脾虚不能运化湿邪，湿浊更甚，积湿成浊，郁久蕴热入络成毒，浊毒内伏肝络，致病情缠绵，迁延不愈。此外，根据乙癸同源理论，肝脏受损，日久必累及肾脏，因此，患者常有腰膝酸软、耳鸣、脉沉等肾虚症状。综上，杨德全教授总结，慢性乙型肝炎总属本虚标实、虚实兼杂之证，病变以湿、热、瘀、毒为标，肝、脾、肾三脏虚损为本，治疗主张以扶助正气为关键，以清热利湿、活血解毒之法贯穿始终，优化筛选并创立了乙肝转阴汤。

一、乙肝转阴汤

［组成］茵陈15g，虎杖15g，败酱草15g，马鞭草15g，赤芍15g，白芍15g，郁金20g，炙黄芪30g，焦白术20g，灵芝15g，三七粉（冲服）8g，炮山甲粉（冲服）4g(用土鳖虫10g代），莪术15g，丹参30g，桑寄生20g，肉桂（后下）6g，黑蚂蚁10g，焦山楂15g，甘草6g。

［水煎服］水煎20分钟，分3次后下肉桂前煮5分钟，每剂煎3遍，混匀，饭前温服，每日3次。

［加减］转氨酶高，苔不厚者，去黄芪，加五味子10g；肝脾肿大者加鳖甲（先煎）15g，软坚散结；苔腻，食欲不佳者加白豆蔻（后下）10g，鸡内金10g，芳香化湿，开胃进食；头晕、腰酸者，加川续断15g，杜仲20g，怀牛膝20g，补肾强筋骨；肝肾阴虚者，加制何首乌12g，女贞子15g，枸杞15g，滋补肝肾；有阳虚，无内热者，加淫羊藿15g，温补肾阳；"大三阳"者，加矮地茶（平地木）15g。

［功效］清热祛湿，活血解毒，益气扶正。

［主治］慢性乙型肝炎。

［方解］方中茵陈、虎杖、败酱草，清热解毒、利湿退黄，现代研究显示有较好的抗病毒与护肝作用；马鞭草清热解毒，活血散瘀，现代研究显示有较好的抗炎镇痛作用，为本方治疗慢性乙肝的特色用药，以上四药为君。臣以炙黄芪、焦白术、灵芝、桑寄生扶助机体正气，杨德全教授在扶正治疗中，常以扶助脾胃为主，其中最喜用炙黄芪，健脾益气，既能生化气血，还能促进气血运行，补气扶正以帅血行；常用黄芪配伍焦白术、灵芝，桑寄生补肝肾、强筋骨，共收健脾补肾，扶助正气之功。佐以肉桂，既有补益纳肾之效，亦有"木得桂而枯"之意，还能促使抗体形成；黑蚂蚁健脾补肾，调理经络，行气血，消肿解毒，为调节免疫的重要药物；赤芍、白芍，活血养阴柔肝，有较好的护肝作用；郁金、莪术、三七、炮山甲（土鳖虫代）、丹参等诸多疏肝活血化瘀、软坚散结药物的应用，是基于"久病入络""肝病多瘀"的认识而设置的，有较好的改善微循环，防止肝纤维化、肝硬化的作用；山楂健脾助运，避免滞补。甘草为使，调和诸药。全方共奏清热祛湿，活血解毒，益气扶正之功，达到阻断或延缓"慢性肝病－肝纤维化－肝硬化－肝癌"的疾病发展演变的目的。

加减中，五味子滋补肺肾，护肝降酶效果较好，但毕竟为收敛固涩药物，湿浊、湿热苔白腻或黄腻者不宜，以免留邪，导致缠绵难愈；鳖甲滋阴潜阳、软坚散结，为抗肝纤维化的良药，此用渊源于张仲景的鳖甲煎丸；矮地茶利湿，活血，为护肝降酶的良药。

二、病案举例

病例1：冯某，男，45岁，2019年10月6日初诊。

患者右胁胀满疼痛5天，伴反酸、食欲减退、恶心呕吐、厌油疲乏。在某医院肝功能检查，ALT 400U/L，B超显示脾大，门静脉1.5cm，患者慢性乙型肝炎15年，"小三阳"病史，自述肝区不适，纳差乏力，失眠多梦，口干便秘，小溲色黄，曾在某医院住院治疗，疗效欠佳，指标未降，转求中医治疗。查体身目无黄染，舌紫暗红，苔薄黄，脉细涩。

中医诊断：胁痛。

辨证：肝郁脾虚，瘀热内阻证。

治法：疏肝健脾，活血解毒。

处方：乙肝转阴汤加减。

药用：茵陈15g，虎杖15g，三七粉（冲服）8g，炮山甲粉（冲服）4g，杜仲20g，怀牛膝20g，川断15g，桑寄生20g，三棱15g，莪术15g，肉桂（后下）10g，菌灵芝20g，马鞭草15g，丹参20g，鳖甲（先煎）15g，五灵脂（包煎）15g，蒲黄（包煎）15g，败酱草15g，甘草6g。5剂，每日1剂，水煎，饭前温服，每日3次。

二诊：10月13日，药后胁肋不适减轻，食量增加，但仍有乏力、多梦。上方加首乌藤30g，赤芍15g，再进10剂。

三诊：10月20日，患者服10剂后，食量恢复平常，睡眠好转，精神振作。效不更方，再进10剂。后曾多次复诊，均以此方化裁。6个月后复查肝功能正常，乙肝"小三阳"，HBV DNA阴性。嘱再服半年汤药。

病例2：张某，男，41岁，2021年3月24日初诊。

患者有高血压病史半年余，最高时收缩压达180mmHg，一直服厄贝沙坦氢氯噻嗪片，平素收缩压130mmHg。3天前出现面黄，目黄，小便黄，恶心呕吐，纳呆食少，体倦乏力。经某医院化验检查，肝功示：TBIL64.9μmol/L，DBIL54.7μmol/L，ALT158U/L，AST1197U/L，AKP216U/L，GGT167U/L，TBA197.8μmol/L，LDH818U/L。乙肝"两对半"示"大三阳"。刻诊：面黄，目黄，小便黄，胁肋胀痛，脘腹痞满，纳呆厌油，恶心呕吐，体倦乏力。舌红苔黄，脉弦。

中医诊断：黄疸。

辨证：湿热蕴脾证。

治法：清热解毒，健脾利湿。

处方：乙肝转阴汤加减。

药用：茵陈15g，虎杖15g，马鞭草15g，败酱草20g，白芍15g，白术15g，三七粉（冲服）10g，肉桂（后下）10g，丹参30g，赤芍15g，郁金20g，莪术15g，延胡索30g，玉米须15g，法半夏10g，栀子15g，川楝子10g，杜仲20g，板蓝根15g，灵芝20g，白豆蔻（后下）10g，鸡内金10g，建曲15g，山楂20g，甘草6g。5剂，每日1剂，水煎，饭前温服，每日3次。

二诊：3月28日，患者药后症状大减，食欲大增，于上方去赤芍、川楝子、栀子。10剂。

三诊：4月9日，服上方10剂后，患者胁肋胀痛、恶心呕吐症状消失，但尿中时夹砂石，稍有腹胀，于上方去法半夏、延胡索，加金钱草20g，海金沙（包煎）15g，以通淋排石，木香（后下）10g，枳壳15g，以行气消胀。10剂。

四诊：4月18日，黄疸消退，但腰膝酸软，于上方去玉米须、板蓝根，加怀牛膝20g，桑寄生20g，续断15g，以补肾强筋骨。15剂。

6月16日服上方80剂后，不到1个疗程（3个月），已恢复健康，复查肝功正常，乙肝"两对半"示"小二阳"。继续治疗，再经1个月复查"两对半"、肝功全部显示正常。

速效消黄饮治慢性重型病毒性肝炎

慢性重型肝炎是在慢性病毒性肝炎或肝硬化基础上发展而来，导致肝细胞大量坏死和凋亡，进而肝功能衰竭的一类疾病。该病发病凶险，病情急重，并发症多，治疗难度大，病死率极高。临床表现主要为身黄、目黄、尿黄、发热、胁腹胀满、恶心呕吐、乏力、纳少、衄血或皮下斑疹、意识改变等症状。目前慢性重型肝炎主要包括内科综合治疗、人工肝（如血浆置换、血液灌流、分子吸附）以及肝移植。

慢性重型肝炎归属于中医"急黄""瘟黄""血证""鼓胀"等范畴。正如《诸病源候论》曰："脾胃有热，谷气郁蒸，因为热毒所加，故卒然发黄，心满气喘，命在顷刻，故云急黄也。"杨德全教授认为，因慢性重型肝炎多由慢性肝炎等发展而来，前文我们已阐述了慢性肝炎发病主要由湿、热、瘀、毒而致，发展到慢性重型肝炎，湿、热、瘀、毒程度更甚，已深入营血，胶着不化。同时，因邪气持续存在，逐渐影响了肝、脾、肾三脏功能，导致正气耗伤，或脾肾阳虚，或肝肾阴虚，故而病情缠绵难愈。杨教授主张慢性重型肝炎仍应首辨阴阳。无论阳黄还是阴黄，核心致病因素为湿、毒、瘀、虚，多为虚实夹杂证。若湿邪热化，一般为阳黄证，多见于慢性重型肝炎早中期；若湿从寒化，则向阴黄证转化，多见于慢性重型肝炎中晚期。杨德全教授创立的速效消黄饮，以扶正祛邪为主要原则，根据邪正盛衰，寒热虚实的不同，灵活运用清热祛湿退黄，凉血解毒化瘀，疏肝健脾补肾的治疗方法，阳黄证偏重于凉血解毒化瘀，阴黄证则侧重于温阳化瘀，全方使毒邪去，正气复，肝脏功能恢复。

一、速效消黄饮（阳黄）

［组成］茵陈30g，虎杖15g，玉米须15g，马鞭草15g，败酱草15g，焦白术20g，灵芝15g，桑寄生20g，赤芍15g，白芍15g，鳖甲（先煎）15g，炮山甲粉（冲服）4g（用土鳖虫10g代），丹参30g，郁金20g，三七粉（冲服）8g，莪术15g，焦山楂15g，甘草6g。

［煎服法］鳖甲先煎20分钟，纳入余药共煎25分钟，炮山甲粉、三七粉冲服，每剂煎3遍，混匀，饭前温服，每日3次。

［加减］若属阴黄加制附片（先煎）15g，干姜10g；有腹水者，加冬瓜皮30g，大腹皮15g，茯苓皮120g，广木香（后下）10g，益母草30g，活血利水；食欲不佳者，加白豆蔻（后下）10g，鸡内金10g，醒脾开胃。

［功效］清热解毒，活血软坚，扶正祛邪。

［主治］慢性重型病毒性肝炎。

［方解］方中茵陈、虎杖、玉米须为君，清热利湿退黄，从湿热之出路考虑，利小便通大便，均属下法之用。因湿热胶着难去，杨德全教授重用茵陈，剂量可从30~60g不等，量大力宏，加强清热祛湿之功。马鞭草清热解毒、活血散瘀、利水消肿；败酱草清热解毒、祛痰，此二味从疫毒考虑用药，抗病毒、降转氨酶效佳，亦有关幼波先生"黄从瘀治""黄从痰治"之意；焦白术、灵芝、桑寄生，健脾补肾，然并不温燥，调节免疫效佳，以上皆为臣药。佐以赤芍凉血消瘀，可清解血分热邪，白芍养阴活血柔肝；鳖甲、炮山甲（土鳖虫代）、丹参、郁金、三七、莪术均从疏肝活血，软坚散结考虑，防治肝纤维化、肝硬化。诸多凉血、活血药物的应用，有较好的抑制免疫反应过度的作用，减缓肝损伤；焦山楂健脾开胃。使以甘草调和诸药。全方共奏清热解毒，活血软坚，扶正祛邪之功。

对于阴黄，以制附片、干姜温补脾肾之阳，散寒除湿。对于腹水甚者，应用冬瓜皮、大腹皮、茯苓皮、广木香、益母草，健脾行气活血利水，此用为五皮饮化裁而来，受到"脾为水湿痰饮之源""气行则水行""血行则水利"等中医理论的指导。其中茯苓性味平和，健脾利水而不温燥，以皮为佳，又为药食同源的中药，重用利水而不伤阴；白豆蔻芳香化湿醒脾胃；鸡内金开胃消食、软坚散结，均为肝病胃肠症的常用药。

二、病案举例

病例1：张某，男，32岁，2003年5月15日诊。

患者有慢性乙型肝炎"小三阳"病史10余年，2003年4月"非典"流行期间，服了7天预防"非典"的药物（具体不明），后出现腹胀纳呆，腹泻，体倦、巩膜、皮肤黄染，黄色晦暗，小便黄，住入万州某医院，检查：转氨酶高达2000μ/L以上，总胆红素465μmol/L，诊断为慢性重型肝炎，肝衰竭。住院治疗近1个月，病情无好转，反而加重，遂转求中医门诊配合治疗。刻诊：全身重度黄疸，体倦乏力，卧床不起，不思饮食，怕冷，舌淡，苔白腻，脉缓弱。辅助检查：总胆红素604μmol/L，谷丙转氨酶153U/L，谷草转氨酶125U/L，γ-谷氨酰转肽酶250U/L。

中医诊断：黄疸（急黄）。

辨证：脾阳虚衰，寒湿阻遏证。

治法：温阳健脾，祛湿化瘀，活血软坚。

处方：速效消黄饮加减。

药用：茵陈30g，玉米须15g，制附片（先煎）15g，干姜10g，马鞭草15g，败酱草15g，白芍15g，郁金20g，焦白术20g，灵芝15g，三七粉（冲服）8g，莪术15g，桑寄生20g，鳖甲（先煎）15g，焦山楂15g，炮山甲粉（冲服）4g，白豆蔻（后下）10g，鸡内金10g，甘草6g。5剂，水煎服，每天3次，饭前温服。适当辅以西药保肝护肝，降酶，促进肝细胞再生及活血药，如人血白蛋白、血浆、门冬氨酸甲镁、阿拓莫兰、复合维生素、香丹注射液等。

二诊：5月20日，药后病情好转，黄疸明显消退，胃口渐开，能下床上卫生间，畏寒减轻，腻苔已退，脉象有力。现眼睛、皮肤、小便黄，便溏，精神不振。上方加茯苓20g，白扁豆20g，莲子15g，杜仲20g，以健脾补肾，再进5剂。

三诊：5月26日，服完5剂药后，病情大为好转，饮食基本正常，能下床散步，黄疸进一步消退，精神面貌比就诊时判若两人，大便不稀，舌脉基本正常。总胆红素185μmol/L，谷丙、谷草转氨酶正常，γ-谷氨酰转肽酶123U/L。再用上方10剂。

四诊：6月10日，肝功基本正常，临床症状完全消失，用上方稍作加减，制成水丸巩固。以后坚持中药调治，随访多年，一直未复发，身体康健。

虎马二甲汤治肝硬化

肝硬化是由不同病因引起的广泛性肝细胞变性坏死、结节性再生、肝脏弥漫性纤维化伴肝小叶结构破坏和假小叶形成，为多种慢性肝病晚期阶段的共同结局。肝硬化代偿期大部分患者无症状或仅有胁痛、乏力、纳差、腹泻等轻微症状，失代偿期还可见腹胀、消瘦、黄疸、腹水、出血等。在肝硬化的治疗方面，西医以病因治疗、抗炎抗肝纤维化治疗以及针对并发症的对症治疗为主。

根据肝硬化的临床表现和病变特点，可将其归属于中医学"积聚""鼓胀""黄疸"等范围，为"风、痨、臌、膈"四大难证之一。据研究数据表明，在中国，大约有70%的肝硬化患者是由乙型肝炎发展而来。杨德全教授认为，肝炎病毒属中医"疫毒"范畴，为湿热之性，或者过量饮酒、精神烦劳、喜食辛辣厚味等因素，导致湿热毒邪留着于肝，凝结不去，肝失疏泄，气机郁结，脉络不通；"见肝之病，知肝传脾"，肝病损及脾土，"脾为生痰之源"，脾失健运，水湿停滞，聚而生痰；毒、瘀、痰三者交结缠绵，结于胁下而成积聚。毒、瘀、痰久踞，又可耗损肝脾肾，戕害肝体，损及脾运，肾精亏损，导致气血生化乏源，正气愈虚。肝硬化失代偿期，土运不及，肾失开合，水邪泛溢，则腹大胀满、按之如囊裹水、小便不利，发为鼓胀；热伤血络，脾不统血，则齿衄、鼻衄，甚或呕血、便血；肝肾阴虚，肝风上扰心窍或脾肾阳虚，痰浊上蒙清窍，可诱发肝昏迷危象。

综上，杨德全教授认为肝硬化的病理性质为本虚标实。病位初起在肝，久则伤及脾肾。基本病机为毒、瘀、痰、虚。杨教授切中病机，创制了基本方虎马二甲汤辨证治疗肝硬化。同时强调，肝硬化患者病因常交错夹杂，病机复杂，因其病程较长，疾病各期临床表现常相互兼夹重叠，临证当谨守病机，分清主次。早中期以毒瘀为主，重在活血解毒软坚；晚期以瘀虚为主，侧重于补虚解毒化瘀。

一、虎马二甲汤

［组成］虎杖 15g，马鞭草 15g，鳖甲（先煎）20g，炮山甲粉（冲服）6g（土鳖虫 10g 代），木鳖子 10g，丹参 30g，三七粉（冲服）8g，郁金 20g，三棱 15g，莪术 15g，五灵脂（包煎）15g，蒲黄（包煎）15g，赤芍 15g，白芍 15g，

炙黄芪 30g，灵芝 20g，焦白术 20g，桑寄生 20g，焦山楂 15g，甘草 6g。鳖甲先煎 20 分钟，与其他药共煎 25 分钟，三七粉冲服或吞服，每剂煎 3 遍，混匀，饭前温服，每日 3 次。

[加减] 腹胀纳呆者，加生麦芽 10g，鸡内金 10g，健脾和胃；舌苔厚腻者，加白豆蔻（后下）10g，佩兰（后下）10g，薏苡仁 15g，运脾化湿；有腹水者，加冬瓜皮 30g，大腹皮 15g，益母草 20g，茯苓皮 120g，活血利水消肿；齿衄、鼻衄者，加白茅根 20g，茜草根 15g，仙鹤草 15g，藕节 15g，凉血收敛止血；便血者，加地榆 15g，槐花 15g，藕节 15g，凉血止血；阳虚形寒肢冷者，加制附片（先煎）15g，干姜 10g，温补脾肾。

[功效] 清热除湿，活血软坚，健脾扶正。

[主治] 肝硬化代偿期、失代偿期。

[方解] 杨德全教授认为瘀毒始终贯穿于肝硬化全过程，既是病理产物，又是致病因素。因此逐瘀散结，清热解毒是治疗肝硬化的重要治法。喜用药对虎杖 – 马鞭草，两味药均有活血散瘀、清热解毒、利湿退黄的功效。"二甲"关键作用在于软坚散结，为治疗肝硬化改善病理的关键药物。鳖甲味咸而微寒，滋阴潜阳、软坚散结，擅消血积与癥瘕而不伤阴。炮山甲活血散结、消痈溃坚。杨教授又用一系列药物加强活血软坚效果。木鳖子散结消肿、攻毒疗疮；丹参活血祛瘀，通经止痛；郁金，味辛能散能行，归肝胆经，可破血，又可疏肝行气，为气血双用药；三七，味甘微苦，既能化瘀止血，又能消肿定痛，有"止血不留瘀，化瘀不伤正"的特点，既善化瘀血，改善肝脏微循环，又善止血，预防脉络出血，还能治疗各种痛症；三棱、莪术配伍可增强活血行气、散瘀消癥功效；五灵脂配蒲黄，为失笑散，可活血祛瘀、散结止痛。这些药物组合，可见方中有药，药中有方，共奏行气活血散结之功。

临证中，在逐瘀散结的基础上，遵循肝"体阴"的生理特性，杨德全教授常选用鳖甲、生地、女贞子、墨旱莲、当归等物养肝之阴血，以润肝体，正如《临证指南医案》所言："肝为风木之脏，体阴而用阳，其性刚，主动主升，全赖肾水以涵之，血液以濡之……则刚劲之质，得以柔和之体，遂其条达畅茂之性"。方中赤芍、白芍二药合用，一散一收，一泻一补；炙黄芪、白术、灵芝、桑寄生健脾补肾，扶助正气；焦山楂助运开胃。诸药共奏疏肝柔肝，活血化瘀，软坚散结，清热解毒，健脾化湿之效，辨病与辨证结合，故能得良效。

二、病案举例

病例 1：王某，男，52 岁，2018 年 9 月 14 日初诊。

患者乏力纳差半年，既往有慢性乙型肝炎病史20年，3个月前在某医院B超检查显示：肝右叶18mm×14mm，稍低回声，有腹水。血常规：血小板$3.5×10^9$/L，白蛋白28g/L，红细胞$3.0×10^{12}$/L，血红蛋白100g/L，总胆红素34mmol/L，甲胎蛋白35.22ng/ml，西医诊断为肝硬化。曾用干扰素、甘草酸苷、水飞蓟宾、还原型谷胱甘肽等药物治疗，疗效不佳。刻诊：巩膜黄染，面色黧黑，疲乏，消瘦，口苦，纳呆，便溏，体格检查：未能触及肝脏，腹大，双下肢轻度水肿，舌淡苔白腻，脉细涩。

中医诊断：积聚。

辨证：气滞血瘀、脾虚湿阻。

治法：活血化瘀，软坚散结。

处方：虎马二甲汤化裁。

药用：虎杖15g，黑蚂蚁10g，鳖甲（先煎）20g，炮山甲粉（冲服）4g，仙鹤草20g，茵陈10g，三棱15g，莪术10g，败酱草20g，木鳖子10g，杜仲20g，川续断10g，桑寄生20g，怀牛膝20g，茯苓皮30g，大腹皮15g，丹参30g，马鞭草15g，蒲黄（包煎）15g，五灵脂（包煎）15g，藤梨根50g，甘草6g。5剂，每日1剂，水煎，饭前温服，每日3次。

二诊：9月22日，药后精神状态好转，面色较前改善，食量稍增，下肢水肿消除，故上方去茯苓皮、大腹皮。加蜈蚣2条，玉米须30g，桂枝15g以加强解毒化气利湿。10剂。

三诊：10月4日，服用上述中药15剂后，食量好转，便溏减轻，巩膜黄染减退，再进10剂。嘱其作息规律，低钠饮食，忌烟酒、海鲜，忌熬夜。1年后复查各项指标显示为正常。

病例2：魏某，男，71岁，2020年3月22日就诊。

患者有乙肝"大三阳"病史40余年，高血压病史20年，2014年8月12日某县中医院腹部超声示：肝实质回声增粗不均匀，门静脉测值高限，胆囊壁增厚不光滑。2014年8月25日本院腹部CT提示：肝硬化。血常规：血小板$50×10^9$/L。2015年1月14日至今多次因"反复腹胀"在某县中医院、本院、重庆某三甲医院就诊。2018年8月某县中医院住院复查腹部超声始发现脾脏增大。2018年11月某县中医院复查肝脏CT提示：肝脏较前缩小，包膜不光滑。2019年10月26日因"腹胀、双下肢水肿半月"于重庆某三甲医院住院治疗，入院查：血常规WBC $4.3×10^9$/L，RBC $3.98×10^{12}$/L，PLT $72×10^9$/L；血氨51.9μmol/L；肝功能ALB 36.8g/L，TB 28.8μmol/L，AST 64.7U/L，GGT 131U/L，

TBA 172.0μmol/L。腹水生化提示：漏出液。全腹增强 CT 示：考虑肝硬化；脾大；门静脉高压并侧支循环建立；腹盆腔大量积液，部分腹膜、网膜及肠系膜肿胀增厚，周围脂肪间隙模糊，并淋巴结显示。部分胃组织疝入膈上，考虑食管裂孔疝。前列腺明显增大并点状钙化灶。慢性膀胱炎，膀胱多发小结石。右侧胸腔少量积液。腹主动脉、左侧髂动脉血管壁钙化。胸腰椎骨质增生。11 月 25 出院诊断为：乙型肝炎肝硬化失代偿期，脾功能亢进，自发性腹膜炎，高血压 3 级（极高危组），冠心病，心律失常（房性早搏），前列腺增生，膀胱结石，低钾血症，腹腔积液。近几年经诸多中、西药物治疗，疗效不佳。刻诊：乏力，腰腿酸软，头昏耳鸣，腹胀，纳呆，口干苦，大便黏滞不爽，舌淡红苔稍腻，脉细。

中医诊断：鼓胀。

辨证：气滞湿阻，肾虚血瘀证。

治法：补肾，活血，利水。

处方：虎马二甲汤化裁。

药用：茵陈 10g，虎杖 15g，马鞭草 10g，败酱草 15g，鳖甲（先煎）20g，赤芍 10g，白芍 15g，三七粉（冲服）8g，丹参 20g，三棱 15g，莪术 10g，杜仲 20g，怀牛膝 20g，续断 15g，桑寄生 20g，土鳖虫 10g，灵芝 20g，干姜 10g，炒白术 20g，茯苓 20g，白豆蔻（后下）10g，鸡内金 10g，木香（后下）15g，大腹皮 20g，茯苓皮 30g，冬瓜皮 30g，葶苈子 10g，甘草 6g。5 剂，水煎饭前温服，一日 3 次。

患者服药后好转，自行停药。后病情复发加重，2020 年 6 月 2 日因"腹胀 3 年，加重伴双下肢水肿半年"于本院住院治疗，胸腹部 CT 提示：肝硬化，脾大，肝包膜下少量积液。肝内多发小囊肿。胆囊增大。腹主动脉钙化。食管、胃底静脉曲张。左肺上叶后段结节条索影。血常规：WBC 4.05×10^9/L，Hb 37.5g/L，PT 57×10^9/L；肝功能：ALP 142.9U/L，DBIL 9.37μmol/L，ALB 37.5g/L，AST 46.1U/L。出院诊断为：肝硬化失代偿期，肝衰竭，脾功能亢进，乙型病毒性肝炎，冠心病，原发性高血压 3 级（极高危组）。出院后于当地中、西药治疗。

二诊：2020 年 12 月 10 日，刻诊：腹胀，乏力，纳呆，口干苦，腰膝酸软，头昏耳鸣，舌淡红，苔稍腻，脉细滑。辨证为脾虚湿阻，肾虚血瘀证，治宜健脾补肾，行气活血利水，方用香砂六君子合虎马二甲汤化裁。

药用：木香（后下）15g，砂仁（后下）10g，党参 15g，炒白术 20g，茯苓 20g，干姜 10g，陈皮 10g，枳壳 15g，大腹皮 15g，茯苓皮 30g，冬瓜皮 20g，三棱 15g，莪术 10g，杜仲 20g，怀牛膝 20g，续断 15g，桑寄生 20g，灵芝 20g，鸡内金 15g，仙鹤草 30g，马鞭草 10g，败酱草 15g，鳖甲（先煎）20g，木鳖子 10g，川芎 10g，红花 10g，益母草 30g，土鳖虫 10g，蛤蚧 1 对。5 剂。

三诊：2020 年 12 月 20 日，患者肝功基本正常。腹部 B 超：除脾脏偏大外，其他正常。饮食、二便、精神均较好，还能外出旅游，每天上午打太极拳。用上方稍作加减，巩固治疗，继续观察。

八味消脂饮治脂肪肝

脂肪肝是指由于各种原因引起的肝细胞内脂肪堆积过多的病变，是一种常见的肝脏病理改变。肝内脂肪蓄积太多，超过肝重量的 5% 或在组织学上肝细胞 50% 以上有脂肪变性时，即为脂肪肝。脂肪肝的临床表现多样，轻度脂肪肝多无临床症状，患者常在体检时偶然发现。中、重度脂肪肝有类似慢性肝炎的表现，可有食欲不振、疲倦乏力、恶心、呕吐、肝区或右上腹隐痛等。随着人们生活水平的不断提高、生活压力的增加、饮食结构的变化、高脂类食物及酒精摄入量的明显升高、体力活动的减少，脂肪肝的发病率逐年上升。若脂肪肝未能及早诊治，可演变为肝纤维化、肝硬化，甚至肝癌等病变。西医主要采用保肝药、抗氧化剂、脂代谢调节剂等药物治疗，尚无特效药物。

中医认为脂肪肝据其发病特点和临床表现应属"肥气""胁痛""黄疸""肝癖""积聚"等范畴。《诸病源候论》中指出："多食鱼脍之类，腹内痞满，因而成渴，渴又饮水，水气与食结聚，兼遇寒气相加，所以成癖。"杨德全教授通过大量临床案例观察，提出脂肪肝多由"浊瘀"致病。本病平素因外感湿邪、嗜食肥甘、酒酪不节、久坐过逸、体型肥胖等，导致肝失疏泄，脾失健运，脾胃升清降浊异常，水湿停滞，凝聚成浊，加之患者安逸久坐、筋骨懈惰，致气机壅滞，可郁积成痰浊，易于阻滞经络，影响气血运行，血行不畅，日久成瘀，浊瘀交结凝滞于肝脉而致病。如不及时截断，浊邪渐化为浊毒，浊毒瘀结，日久可生癌变。本病病位在肝，累及脾、肾，以脾虚肝郁为本，浊、瘀为标，临床多呈本虚标实，虚实兼夹之候。杨德全教授主张治疗本病以化浊祛瘀，健脾柔肝为基本治则，自拟八味消脂饮。此外，杨教授临证也特别强调生活方式的干预。比如作息规律，保证充足睡眠，饮食注意低糖、低脂、少油、减少淀粉摄入，配合适当运动，如快走、慢跑等。

一、八味消脂饮

[组成] 绞股蓝 15g，泽泻 15g，决明子 15g，生山楂 20g，荷叶（后下）10g，丹参 30g，土鳖虫 10g，制何首乌 12g。

[煎服法] 水煎 20 分钟，荷叶后下煎 5 分钟，每剂煎 3 遍，混匀，饭前温服，每日 3 次。

[加减] 肝功能受损，转氨酶高者，加败酱草 20g，马鞭草 15g，五味子 10g，清热解毒；血糖高者，加"降糖三味"：葛根 15g，山药 20g，天花粉 20g，养阴生津；有肾虚者加"肾四味"：杜仲 20g，川续断 15g，桑寄生 20g，怀牛膝 20g，补益肝肾；纳呆、乏力、便溏明显者，加黄芪 15g，山药 15g，薏苡仁 15g，白扁豆 15g，健脾祛湿；舌苔厚腻者，加白豆蔻 10g（后下），苍术 10g，佩兰 10g（后下），芳香燥湿；瘀血重者，加三七（冲服）5g，郁金 15g，活血逐瘀；长期酗酒者，加葛花 10g，葛根 15g，枳椇子 10g，解酒醒脾；若属重度脂肪肝或病程较长的患者，可适当加入三棱 15g，莪术 15g，鳖甲（先煎）15g，软坚散结。

[功效] 化浊消脂，活血逐瘀，健脾柔肝。

[主治] 脂肪肝。

[方解] 杨德全教授认为，脾胃为浊瘀之源，当时时顾护脾胃。方中以绞股蓝为君，益气健脾、化痰降脂、清热解毒，脾胃得以健运，既能运化已生之浊瘀，又能杜绝或减少浊瘀再形成。泽泻甘寒趋下，直走水府，通达肾与膀胱渗利小便，利水消肿作用较强；生山楂具有消食化积、行气散瘀之功，尤其善消油腻肉食之积滞，具有降血脂之效。《本草求真》曰："山楂，所谓健脾者，因其脾有食积，用此酸咸之味，以为消磨，俾食行而痰消，气破而泄化，谓之为健，止属消导之健矣。"荷叶利湿升阳、化浊消脂，其生物总碱对肥胖高脂血症有较明显的减肥及降脂作用；决明子润肠通便、清肝利湿，杨教授认为脂肪肝患者体内浊脂堆积，往往伴有便秘，决明子有缓泻作用，使体内膏浊下行，经由肠道排出体外，加速人体代谢，可减少膏浊在体内的积聚，以上皆为臣药。浊瘀日久，既损肝体，又伤肝用，当佐以补益肝阴、肝血之品，杨德全教授将制何首乌和丹参、土鳖虫合用，活血化浊相得益彰，入络活血而不耗伤正气。全方共奏化浊消脂，活血化瘀，健脾柔肝之功，能有效降血脂，逆转脂肪肝。

二、病案举例

病例 1：李某，男，42 岁，2020 年 1 月 29 日初诊。

患者为腹型肥胖，体重93kg，身高170cm，今年体检发现血糖升高（7.0mmol/L），颈椎病、脂肪肝，无饮酒史，无病毒性肝炎病史。刻诊：口干，眼胀不适，无视力减退，黏膜无充血，体倦乏力，腰膝酸软，纳馨，偶腹胀，易感冒，小便黄，大便正常，舌红苔黄腻，脉濡缓。

中医诊断：肝癖。

辨证：脂浊血瘀证。

治法：化浊降脂，活血化瘀。

处方：八味消脂饮化裁。

药用：绞股蓝15g，泽泻15g，生山楂20g，制何首乌15g，荷叶（后下）10g，牛膝20g，决明子20g，杜仲20g，桑寄生20g，续断片15g，夏枯草15g，葛根20g，山药20g，天花粉30g，黄精20g，车前子（包煎）15g，马鞭草15g，败酱草15g，木香10g，炒枳壳15g，灵芝20g，生甘草6g。30剂，每日1剂，水煎，饭前温服，每日3次。

二诊：3月15日，患者服30剂药后，体重减轻了9kg。继续服用上方30剂。

三诊：5月10日，患者体重减轻了12kg，现体重72kg，基本接近正常。复查血糖、肝功能、肝胆B超均显示为正常。嘱其饮食清淡，适度锻炼，增强体质。

病例2：杨某，男，69岁，2019年7月1日初诊。

2016年患者体检发现患脂肪肝，当时肝功能正常，未引起重视。1个月前肝区不适感明显，于某三甲医院行腹部彩超及肝功能检查提示：重度脂肪肝。ALT213U/L，AST189U/L。患糖尿病5年余。现肝区胀痛不适、胃脘胀满，体型肥胖，体重98kg，身高172cm，口干，二便正常。舌红苔微黄，脉弦滑。

中医诊断：肝癖。

辨证：脂浊血瘀证。

治法：化浊降脂，活血化瘀。

处方：八味消脂饮化裁。

药用：荷叶（后下）15g，泽泻15g，制首乌15g，生山楂30g，决明子15g，绞股蓝20g，马鞭草15g，败酱草15g，广木香（后下）10g，郁金20g，延胡索30g，葛根20g，山药20g，天花粉15g，丹参15g，杜仲20g，怀牛膝20g，桑寄生20g，川续断15g，五味子15g，甘草6g。7剂，每日1剂，水煎，饭前温服，每日3次。

二诊：7月9日，患者诉大便不成形，肝区胀痛明显好转，口干稍好转。故将马鞭草、决明子用量减为10g，加焦白术20g，健脾止泻。余药同前。再予以5剂。

三诊：7月15日，患者服药后上诉症状继续改善，后间断服用散剂1年余，复查肝功提示正常，腹部彩超示轻度脂肪肝，体重减轻23kg。后患者又持续服用15剂，随访3个月，上诉指标均正常。

狼毒二鳖消积汤治肝癌、大肠癌

原发性肝癌（简称肝癌）和大肠癌均为我国最常见的恶性肿瘤之一，具有发病隐匿，进展迅速，疗效较差，生存期短，生存质量差的特点。西医学主要治疗手段有肿瘤切除、化放疗、靶向治疗、免疫治疗等，但两种癌症早期缺乏特异性表现，早期筛查效果均不理想，恶性程度高，发展变化快，多数患者确诊时已处于中晚期，属癌瘤中的难治之症。

肝癌属于中医"积聚""癥瘕""鼓胀""胁痛"等范畴。杨德全教授认为，本病的发生取决于正邪两个方面。我国的肝癌患者多有乙肝病毒感染病史，中医认为该病毒为疫毒，在人体正气虚弱之际，疫毒之邪侵袭肝脏，与体内气血相搏，郁结而成癌毒；肝气失于条达，气机不畅，则无力推动血行，而致血瘀；木郁克土，脾失健运，而致水湿不化，痰浊内生，郁久化热。瘀、痰、热、毒相互胶结，停聚于胁下，日久形成有形之包块，发为肝癌。还有一部分肝癌是由酒精性肝炎发展而来，此类患者嗜酒无度，饮食失节，脾失运化，水湿停聚，郁而生热，湿热交蒸，肝胆疏泄失职，气血瘀滞，日久发为肝积。因此，肝癌最根本的病机在于本虚标实，正气亏虚为本，湿、热、瘀、毒为实为标。

大肠癌属于中医学"脏毒""锁肛痔""肠风""积聚""肠蕈"等范畴。杨德全教授认为，大肠癌的发病是由虚致实，因实更虚，虚实夹杂的过程。《卫生宝鉴》曰："凡人脾胃虚弱，或饮食过常，或生冷过度，不能克化，致成积聚结块。"长期的饮食不节，嗜食肥甘厚味，生冷辛辣之品，使脾胃损伤，脾运化水湿功能减退，湿浊内聚，聚而成痰，痰郁化热，日久生瘀，痰瘀互结，滞留肠道，化生癌毒，毒聚成痈而成大肠癌。因此，大肠癌以脾虚为本，湿、热、瘀、毒蕴结为标。

综上，杨德全教授认为肝癌和大肠癌多因外感六淫疫毒，饮食不节，七情内伤或劳逸失调，患者在机体正气渐衰的基础上，形成痰、瘀、毒等多种病理因素，久而化生肿块，创立狼毒二鳖消积汤化裁治疗。

一、狼毒二鳖消积汤

[组成] 狼毒 3g，木鳖子 10g，鳖甲（先煎）20g，炮山甲粉（冲服）4g（土鳖虫 10g 代），蜈蚣 4 条，守宫 10g，莪术 15g，三棱 15g，白花蛇舌草 20g，半枝莲 20g，红豆杉 6g，藤梨根 50g，水红花子 15g，三七粉（冲服）8g，茵陈 15g，虎杖 15g，马鞭草 15g，炙黄芪 30g，焦白术 20g，灵芝 20g，焦山楂 15g，甘草 6g。

[煎服法] 鳖甲先煎 20 分钟，与其他药共煎 25 分钟，三七粉冲服或吞服，每剂煎 3 遍，混匀，饭前温服，每日 3 次。

[加减] 气虚明显者，加党参 15g，红景天 15g，益气扶正；有黄疸者，加玉米须 15g，田基黄 15g，垂盆草 15g，利湿退黄；转氨酶高者加败酱草 20g，黑蚂蚁 10g，清热解毒；食少便溏者，加茯苓 20g，白扁豆 20g，莲子 15g，干姜 10g，神曲 15g，焦山楂 15g，鸡内金 10g，健脾温中止泻；右胁疼痛较甚者，加白芍 15g，徐长卿 15g，加强止痛之力，尤其是徐长卿止癌症疼痛效佳；腹胀甚者，加木香（后下）10g，砂仁（后下）10g，枳壳 15g，陈皮 10g，理气消痞；出血者，加藕节 15g，茜草 15g，白茅根 15g，凉血止血；癌性腹水者，加大腹皮 15g，茯苓皮 30g，冬瓜皮 15g，利水渗湿；便血者，去茵陈、虎杖、马鞭草，加地榆 15g，槐花 15g，藕节 15g，凉血止血；肠道湿热者，加黄连 6g，木香（后下）10g，清热燥湿，调气除胀。

[功效] 清热解毒，活血软坚，扶正抗癌。

[主治] 各种肝癌或肝癌术后，大肠癌（结肠癌、直肠癌）。

[方解] 本方攻补兼施，针对肿瘤，祛邪主要从活血软坚、解毒抗癌、清热利湿三个方面入手。活血软坚常用两类中药：一是用有毒之品以攻除癌毒。《医学正传》言："大毒之病，必用大毒之药以攻之。"狼毒逐水祛痰、破积杀虫，早在《本经》中就指出其能"破积聚，治恶疮，消蛊毒"；木鳖子散结消肿，攻毒疗疮；蜈蚣、守宫粉，性走窜，可搜剔经络之邪，均有解毒散结、活血通络之效。二是用血肉有情之品。鳖甲滋阴潜阳，善于软坚散结，《神农本草经》形容其"主心腹癥瘕坚积"；穿山甲（土鳖虫）功擅走窜，通经络，以达病所。鳖甲配伍穿山甲，以血肉有情之品入阴分，可搜剔经络之邪，软坚散结，消癥化积，且活血而不动血，祛邪不伤正，是杨德全教授治疗各种肿瘤的常用药对，具有确切的临床疗效。此外，杨老师还常用三棱、莪术药对，二者相须为用，破血行气、消积止痛。肝癌、肠癌易出血，三七化瘀止血、活血定痛，有止血而不留瘀，活血而不妄行之功。杨德全教授治疗肿瘤常选用一些现代中药药理研究

显示有抗癌作用的中草药，如白花蛇舌草、半枝莲、藤梨根、水红花子、红豆杉等，均具有清热解毒，活血化瘀的功效，使其攻除癌毒之力倍增。茵陈、虎杖、马鞭草是其常用的清热解毒、利湿退黄药物。祛邪的同时，还注意扶助正气。治肝之病，以健脾为要，无论是未病防治，或是在肿瘤初、中、后期，都必须贯彻始终。多用黄芪、白术、灵芝等补益药物，体现了其对中焦脾胃的重点保护，只有脾胃复运，气机畅达，正气复强，方得增强机体的保护能力，御邪外出。此外，"有胃气则生，无胃气则死"，常在治疗方药中，配伍焦山楂等醒脾开胃之药，以顾护胃气，健运脾气。诸药相合，祛瘀散结、解毒抗癌、清热利湿以祛邪治标，健脾益气以扶正培本，攻补兼施，标本兼顾。

二、病案举例

病例1：李某，女，69岁，2018年11月20日初诊。

患者有"糖尿病"病史13年余，用诺和锐50U，每天2次，平素空腹血糖控制在11mmol/L左右；有"乙肝"病史10年余，自诉已使用抗病毒药物治疗3年，目前肝功能正常；"冠心病、双膝关节退行性变、慢性胃炎、重度骨质疏松"6年，一直服"通心络、参松养心胶囊"等药治疗；患"高血压病"2年，血压最高时达180/105mmHg，现服"左旋氨氯地平片、厄贝沙坦片"治疗；1年前发现"肝内胆管癌"，在某三甲医院行手术治疗；上述疾病具体诊疗情况不详。刻诊：纳呆，口微干，咽痒干咳，夜尿频多，尿急，白带多、味腥臭，手足心热，舌淡胖有齿痕，苔黄腻，脉弦。

中医诊断：癌病（肝癌）。

辨证：正气亏虚，湿热瘀结证。

治法：益气扶正，清化湿热，活血化瘀。

处方：狼毒二鳖消积汤加减。

药用：狼毒3g，木鳖子10g，醋鳖甲（先煎）20g，灵芝20g，半枝莲10g，白花蛇舌草10g，藤梨根30g，红豆杉3g，水红花子20g，守宫10g，蜈蚣2条，莪术15g，三棱10g，防风6g，炒白术20g，鸡内金10g，白豆蔻（后下）10g，天花粉30g，金钱草10g，金樱子20g，桑螵蛸10g，黄柏15g，蝉蜕10g，百部15g，平贝母10g，生甘草6g。10剂，每日1剂，水煎温服，每日3次。

二诊：2019年1月20日，药后诸症大减，尿急、尿不尽、咳嗽好转，夜尿频多改善，此次因"腹痛半月"住我院治疗，入院后空腹血糖最高时达32mmol/L，用诺和锐50U后效差，现改用诺和佳30U。现体倦乏力，心慌气短，口干，纳差，便秘，舌淡胖有齿痕，苔黄腻，脉滑。故在一诊基础上去防风、炒白术、金钱草、金樱子、桑螵蛸、黄柏、蝉蜕、百部、平贝母，加怀牛膝20g，杜仲20g，续断15g，桑寄生20g，猫爪草30g，炮山甲粉（冲服）4g，佩兰（后下）10g，薏苡仁20g，醋延胡索30g，山药20g，粉葛20g，黄精20g，火麻仁20g，蒲黄（包煎）10g，五灵脂（包煎）10g。10剂。

三诊：3月3日，患者服10剂药后，症状缓解停药，近日因"感冒"经西药治疗缓解，但仍咽痒干咳，怕冷，伴胸憋闷、胀痛不适，口干喜饮，尿多，纳呆，小便黄，大便正常，眠可，舌红苔薄黄，有齿痕，脉结代。继续予以狼毒二鳖消积汤加减。

药用：黄芪30g，防风6g，炒白术20g，灵芝20，守宫10g，藤梨根30g，红豆杉3g，水红花子20g，狼毒3g，木鳖子10g，醋鳖甲（先煎）20g，半枝莲10g，白花蛇舌草10g，蜈蚣2条，莪术15g，三棱10g，鸡内金10g，白豆蔻（后下）10g，醋延胡索30g，天花粉30g，淫羊藿10g，金钱草10g，蝉蜕10g，百部15g，平贝母10g，红景天12g，瓜蒌皮15g，郁金20g，丝瓜络10g，薤白15g，茯苓20g，生甘草6g。10剂。

四诊：3月20日，药后诸症基本消失，建议继续服中药巩固。嘱饮食清淡，多吃蔬菜、菌类、海带、坚果类食物，少吃酸性食物。间断服药2年余，病情稳定。

病例2：张某，女，52岁，2017年12月9日初诊。

患者2017年5月因"反复便血"在某三甲医院诊断为直肠癌、甲状腺结节，行直肠肿瘤切除术及甲状腺结节切除术治疗，现术后1年余，仍感肛门坠胀欲便，夜间便意尤为明显（昨晚10余次），量少，便后肛门灼热，偶带少许鲜血，否认黑便、脓血便及黏液便等，伴胃脘灼痛、呃逆、口干苦、口臭，舌尖灼痛，纳差，小便正常，眠差，舌淡红苔黄有齿痕，脉滑。既往有胆囊息肉病史1年余。

中医诊断：癌病（大肠癌）。

辨证：正气亏虚，湿热瘀结证。

治法：清热解毒，活血软坚，扶正抗癌。

处方：狼毒二鳖消积汤加减。

药用：狼毒3g，木鳖子10g，鳖甲（先煎）20g，炮山甲粉（冲服）4g，莪术15g，三棱15g，炙黄芪30g，灵芝20g，蜈蚣4条，守宫10g，生山楂20g，乌梅20g，焦白术20g，三七粉（冲服）10g，白花蛇舌草20g，半枝莲20g，红豆杉6g，藤梨根50g，水红花子15g，地榆15g，槐花15g，苦参10g，木香

（后下）10g，黄连6g，藕节15g，甘草6g。10剂，每日1剂，水煎温服，每日3次。

二诊：12月23日，药后大便次数较前有所减少，大便出血、舌痛好转，仍口干口臭，另诉反酸，怕冷，阵发性烘热汗出，腰膝酸软，舌淡暗苔黄有齿痕，脉沉细。上方加党参10g，炒白术15g，升麻6g，北柴胡6g，有补中益气汤意，益气健脾，升阳举陷；加淫羊藿15g，海螵蛸15g，温阳制酸。5剂。

三诊：2018年1月8日，药后肛门坠胀，大便次数较前减少（夜间7~8次），反酸消失。现咽痛咽干，口苦，烘热汗出，怕冷，腰胀痛，右胁肋痛，舌淡红有齿痕，苔薄黄，脉缓弱。故二诊方去三棱、莪术、炮山甲、海螵蛸、苦参，加补骨脂15g，肉豆蔻10g，诃子15g，温补肾阳，涩肠止泻；加煅牡蛎30g，收敛止汗；加天花粉15g，清热生津；加醋延胡索30g，行气活血止痛。5剂。

四诊：1月15日，药后肛门坠胀感减轻，夜间大便4~5次，另诉咽痛咽干，口苦、烘热汗出、怕冷好转，腰及右胁肋痛减轻，眠差，舌淡红有齿痕，苔薄黄，脉缓弱。用三诊方去黄连、牡蛎，加首乌藤30g，酸枣仁30g，养心安神。5剂。

五诊：2月7日，服药20剂后，肛门坠胀感明显改善，怕冷较前好转。现胃脘胀痛较明显，大便干结，口干，胃灼热，晨起刷牙时牙龈出血，仍诉阵发性头昏、烘热汗出，舌紫暗有齿痕苔白，脉缓。在四诊基础上，去木鳖子、诃子，加火麻仁30g，茜草10g，红景天12g，润肠通便，凉血止血，益气养心。5剂。

六诊：3月19日，药后诸症好转，现舌红少苔，故在五诊基础上去补骨脂、肉豆蔻、茜草，加山药15g，石斛15g，滋养胃阴。5剂。

以后间断服药调理，随访4年病情稳定。

乌梅山楂饮治息肉

息肉多指生长在人体黏膜表面上的赘生物。临床常见的有胃息肉、大肠息肉、胆囊息肉等。息肉在病理上有良性和恶性之分，恶性息肉有癌变的可能性。本病在临床上无特异性表现，多数病变早期很难被发现。胃息肉、胆囊息肉部分患者可出现上腹隐痛，闷胀、恶心、呕吐等症状，大肠息肉患者可有腹泻、腹痛、腹胀、便血等表现。目前，西医学无药物可以根治息肉，主要的治疗方法是手术局部切除息肉，但手术仍存在复发率高、并发症多的问题。

息肉多归属于中医"积聚""癥瘕""瘤"等范畴。杨德全教授认为，现代人喜食肥甘厚味、辛辣油腻之品，"饮食自倍，脾胃乃伤"，辛辣、肥甘之品损脾碍胃，以致中焦运化不利，湿邪难化，聚而成痰，加之作息不节、饮食无常、情志不畅，脏腑功能失调，气机郁结，日久气滞血瘀，痰结、血瘀皆性质凝滞之物，易阻隔经络，息肉乃生。正如《丹溪心法》所说："凡人身上、中、下有块者，多是痰"。《医林改错》也提出："无论何处，皆有气血，气无形不能结块，结块者必有形之血也。"因此，杨教授辨证论治息肉，以活血散结为基本治疗原则，创立了乌梅山楂饮。同时，杨教授还强调应饮食有节，勿恣食生冷肥甘厚味，起居有常，勿过劳，调畅情志，注重预防及生活护理，做到"未病先防""已病防变"，从而达到"正气存内，邪不可干"。

一、乌梅山楂饮

［组成］乌梅20g，生山楂20g，鳖甲（先煎）15g，炮山甲粉（冲服）4g（土鳖虫10g代），皂角刺20g，薏苡仁30g。

［煎服法］鳖甲先煎15分钟，其余水煎25分钟，每剂煎3遍，混匀，饭前温服，每日3次。

［加减］胁肋胀痛者，加柴胡10g，延胡索15g，疏肝止痛；恶心呕吐者，加法半夏10g，陈皮10g，竹茹10g，降逆止呕；脘腹胀满者，加木香（后下）10g，砂仁（后下）10g，理气消痞；腹泻者，加炒白术15g，山药15g，莲子15g，健脾止泻；息肉较大者，加三棱15g，莪术15g，软坚散结。

［功效］软坚散结，化痰活血。

［主治］胆囊息肉，胃息肉，结肠、直肠息肉。

［方解］乌梅味酸而涩，有蚀疮祛腐之效，属攻不伤正补而不滞之品。《神农本草经》载其可"去青黑痣，蚀恶肉"。《本草求真》曰："乌梅，酸涩而温，入肺则收，入肠则涩……入于死肌、恶肉则除，刺入肉中则拔。"杨教授以乌梅为君药，一般20g起用，多则30~50g。臣以生山楂味酸甘，有消食化积，活血化瘀的作用，尤善消化各种肉类积食；鳖甲软坚散结，《本经》记载：主心腹癥瘕坚积、寒热，去痞、息肉、阴蚀、痔（核）、恶肉；穿山甲活血通络散结，通行十二经脉。佐以皂角刺，辛温，皂角刺亦能软坚散结，可消痈脱毒，搜风通络，化痰散结，《药鉴》云："主治诸般肿毒恶疮，能引诸品直至溃处……且能通气导痰，又敷肿即除"；薏苡仁味甘、淡，性凉，入肺、脾、肝、胃、大肠经，始载于《神农本草经》，谓之"解蠹"，擅长健脾渗湿，重用更能软坚散结消癥。全方最大的配伍特色在于散收配伍，生山楂、乌梅为收，鳖甲、炮山甲、皂角刺、薏苡仁为散，对于痰瘀留结之息肉，用药一收一散，散收并用，恰中息肉

之病机。

二、病案举例

病例 1：傅某，女，68 岁，2016 年 4 月 23 日初诊。

患者 1 个月前，自觉右胁肋时有胀痛，于某医院腹部 B 超显示，胆囊壁有多处隆起，最大者 0.3cm×0.4cm，诊断为胆囊息肉。刻诊：右胁肋、胃脘时有胀痛，呃逆，口干，饮食尚可，二便正常，舌红少苔，脉弦。

中医诊断：胁痛。

辨证：肝郁气滞，瘀血内结证。

治法：疏肝解郁，活血化瘀，软坚散结。

处方：乌梅山楂饮加减。

药用：乌梅 20g，生山楂 20g，鳖甲（先煎）20g，炮山甲粉（冲服）4g，皂角刺 20g，薏苡仁 30g，木香（后下）10g，香附 20g，郁金 20g，延胡索 20g。5 剂，每日 1 剂，水煎温服，每日 3 次。

二诊：5 月 2 日，药后脘胁疼痛、呃逆消失，口干减轻。上方去木香、香附、延胡索、郁金，续进 15 剂。

三诊：5 月 25 日，服完 20 剂，历时 1 个月，已无症状，复查腹部超声示：胆囊壁不光滑，息肉消失。嘱其饮食清淡，忌辛辣燥火，少食肥甘厚味之品。随访 5 年未复发。

病例 2：陈某，女，36 岁，2017 年 2 月 14 日初诊。

因发现胆囊息肉 5 天就诊。腹部彩超示：重度脂肪肝，胆囊多发息肉，最大者直径为 1.6mm。血脂三项均高。刻下症见：右胁胀满不适，口干苦，喜食肥甘厚味。舌淡苔白腻，脉弦滑。

中医诊断：胁痛。

辨证：气滞血瘀痰浊互结证。

治法：化痰降脂，升清降浊。

处方：乌梅山楂饮化裁。

药用：生山楂 30g，乌梅 20g，郁金 20g，皂角刺 20g，薏苡仁 30g，鳖甲粉（冲服）12g，炮山甲粉（冲服）4g，天花粉 15g，泽泻 15g，制首乌 30g，决明子 15g，甘草 6g。15 剂，水煎温服，每日 1 剂，分 3 次。

二诊：3 月 10 日，患者所有症状消失，彩超示胆囊息肉 2 个，最大者 1.0mm，效不更方。因患者外出不便，后连续服用 20 剂散剂。

三诊：5月15日，各项理化检查均正常，彩超未见胆囊息肉。

加味防己黄芪汤治急性肾小球肾炎

急性肾小球肾炎是一种急性起病，以血尿、蛋白尿、高血压、水肿，或伴有暂时性肾小球滤过率降低为临床特征的肾小球疾病。多见于 A 组 β 溶血性链球菌感染后，也可见于其他细菌、病毒和原虫感染。西医治疗强调注意休息，控制水、食盐的摄入，控制感染、水肿及血压等对症治疗。该病及时治疗多预后较好，少数可转为慢性肾炎，重症患者可出现急性心力衰竭、脑病、急性肾衰竭等并发症。

根据本病的主要临床表现，属于中医的"水肿""急性肾风"范畴，部分以血尿为主者则属于"尿血"范畴。杨德全教授认为本病虽然病势急剧，但仍以本虚标实为基本病机。本虚以肺气亏虚为主，亦有脾肾之虚。肺为华盖，喉为其门户，鼻为其外窍，外合皮毛，故风寒湿等邪气侵袭，肺卫先受，肺之宣降功能失司，通调水道功能障碍，导致风水相搏，水湿泛溢于肌表，发为水肿。湿邪在体内可蕴久化热，湿热下移，灼伤肾之脉络，血溢脉外而成血尿。肾主闭藏，而风性轻扬开泄，故风邪袭肾，易伤及肾络，导致肾不固精，精微物质随尿外泄即为蛋白尿。因此杨教授强调本病为虚实夹杂的证候，需要扶正祛邪，标本兼顾，以加味防己黄芪汤化裁治疗。

一、加味防己黄芪汤

［组成］汉防己 10g，生黄芪 30g，焦白术 20g，茯苓 20g，桂枝 15g，冬瓜皮 30g，大腹皮 15g，茯苓皮 30g，薏苡仁 20g，墨旱莲 15g，白茅根 20g，神曲 15g，甘草 6g。

［煎服法］水煎 25 分钟，每剂煎 3 遍，混匀，饭前温服，每日 3 次。

［加减］外感风寒者，加荆芥 10g，防风 10g，疏风宣肺；外感风热者，加金银花 10g，连翘 10g，疏散风热；咽痛明显者，加板蓝根 15g，射干 15g，清热利咽；身发疮疡，皮肤溃烂者，加连翘 10g，苦参 6g，蒲公英 10g，清热解毒；血压高者，加天麻 10g，钩藤（后下）15g，平肝潜阳；大便稀溏者，加山药 15g，白扁豆 15g，莲子 15g，健脾止泻；血尿甚者，加三七粉（吞服）6g，藕节 15g，化瘀止血。

［功效］益气利水消肿。

［主治］急性肾小球肾炎，营养不良性水肿。

［方解］本方由《金匮要略》防己黄芪汤加味组成。方中防己祛风行水，《本草求真》言其："善走下行，长于除湿，乃祛风水之要药"；生黄芪生用既能补气又能利水，配伍防己，二者共为君药，攻补兼施，共奏益气利水之功。白术甘温补中，苦可燥湿，助防己利水以消肿，又协黄芪，使补气与健脾结合，益卫固表；水为阴邪，得阳则化，桂枝温阳化饮利水；茯苓、薏苡仁健脾利水；冬瓜皮、茯苓皮、大腹皮利水消肿；以上共为臣药。佐以墨旱莲、薏苡仁、白茅根补益肝肾，清热利尿，凉血止血，是杨德全教授治疗蛋白尿、血尿的常用药组；神曲护胃和中。甘草为使，调和诸药。全方共奏健脾益气固表，利水消肿止血之功。

二、病案举例

病例1：张某，男，2岁，2002年4月2日初诊。

患者因经常在潮湿地睡觉，全身出现疮疡并感染，随后出现水肿，经检查诊断为急性肾小球肾炎，断续治疗8个月，疗效不显。刻诊：全身高度水肿，肚脐突出，指压凹陷，面色发白，易感冒，口不干，饮食尚可，小便少，舌淡红，指纹淡白。小便常规：尿蛋白（+++），隐血（+++）。

中医诊断：水肿。

辨证：卫阳不足、气虚水停证。

治法：益气温阳利水。

处方：加味防己黄芪汤加减。

药用：汉防己4g，生黄芪10g，焦白术10g，茯苓10g，墨旱莲10g，薏苡仁10g，白茅根15g，桂枝5g，冬瓜皮10g，大腹皮10g，茯苓皮10g，神曲10g，甘草2g。3剂，每日1剂，水煎温服，每日3次。嘱忌盐，饮食清淡。

二诊：4月6日，患儿服上药后，水肿全消，其他症状均减轻。上方加灵芝10g，再进3剂。

三诊：4月10日，药后患儿基本康复，复查小便常规蛋白尿、隐血全消。白茅根、墨旱莲、薏苡仁三味联用，消尿蛋白、隐血效佳。仍有面色㿠白，倦怠乏力，此为久病气血亏虚，正气不足，治宜补益气血，扶正祛邪，用归脾汤加减调理善后。

用药：党参10g，生黄芪10g，当归3g，茯苓10g，焦白术10g，白茅根15g，墨旱莲10g，薏苡仁10g，灵芝10g，神曲10g，炙甘草2g。15剂，水煎饭前温服。先后服药20余剂，完全康复。

病例2：陈某，女，42岁，2018年8月12日初诊。

患者因颜面部及双下肢浮肿1个月，于当地某医院曾诊断急性肾炎，一直服用中药，间断服用氢氯噻嗪、螺内酯无效。刻下症见：晨起颜面部水肿明显，活动则下肢肿胀，平卧消退，排尿乏力，体倦，舌淡，脉弱。尿常规：蛋白（++~+++），余项阴性。

中医诊断：水肿。

辨证：气虚水停证。

治法：益气利水消肿。

处方：加味防己黄芪汤加减。

药用：汉防己10g，生黄芪30g，焦白术20g，茯苓20g，墨旱莲15g，薏苡仁20g，白茅根20g，桂枝10g，冬瓜皮20g，大腹皮15g，茯苓皮60g，神曲15g，甘草6g。5剂，每日1剂，水煎温服，每日3次。

二诊：8月20日，患者腰部酸痛明显，加"肾四味"：杜仲20g，川续断15g，桑寄生20g，怀牛膝20g。7剂。

三诊：9月1日，患者复查尿常规：蛋白（+~++），余项阴性。建议再服用5剂巩固疗效。随访2年未复发。

知柏黄芪汤治慢性肾小球肾炎

慢性肾小球肾炎是多种病因引起的原发于肾小球的一组疾病，常有不同程度的蛋白尿、血尿、高血压和进行性加重的肾功能损害，是导致肾衰竭的主要原因。西医一般采取综合治疗措施，以防止或延缓肾功能恶化、防治严重并发症为主要目的。综合治疗措施如积极控制高血压和减少尿蛋白，限制食物中蛋白及磷摄入量，糖皮质激素和细胞毒药物，抗凝、纤溶及抗血小板解聚药物，避免加重肾脏损害的因素等。

中医常将慢性肾小球肾炎归属"水肿""虚劳""腰痛"等范畴。杨德全教授认为脾肾两虚是导致本病发病的根本原因，其中肾阴虚更为关键。一是本病病程较长，水湿羁留，日久湿郁化热，则耗伤阴液；二是现代人喜熬夜，"阳常有余，阴常不足"，更损耗其肾阴；三是多数患者已使用了激素或免疫抑制剂的治疗，激素属助湿生热之品，久用则致伤阴。《诸病源候论·水肿病诸候》言"肾虚不能宣通水气，脾虚又不能制水，故水气盈溢，渗液皮肤，流遍四肢，所以通身肿也"。脾虚失健，难以制水，肾失气化，津液失布，水停于内发为水肿。脾肾亏虚，统摄封藏失司，精微下流不固则成蛋白尿。水湿郁化热，湿热壅滞于肾，灼伤血络则形成血尿。脾不统血，血溢脉外，或湿阻气机，均能形成瘀血，终致疾病缠绵难愈。因此，杨教授指出本病病机特点为本虚标实，以脾、肾虚为本，湿、热、瘀交阻为标，治疗时应谨守病机，扶正、祛邪有机结合，以知柏黄芪汤化裁治疗。

一、知柏黄芪汤

［组成］知母 15g，黄柏 15g，生地 15g，山药 15g，山茱萸 15g，黄芪 30g，雷公藤（先煎）10g，白茅根 20g，墨旱莲 15g，女贞子 15g，三七粉（冲服）8g，薏苡仁 20g，莪术 15g，蝉蜕 10g，杜仲 20g，续断 15g，桑寄生 20g，怀牛膝 20g，灵芝 20g，焦白术 15g，茯苓 15g，甘草 6g。

［煎服法］文火先煎雷公藤 1 小时，后纳诸药水煎 25 分钟，每剂煎 3 遍，混匀，饭前温服，每日 3 次。

［加减］慢性肾炎、IgA 肾炎，加生黄芪 60g，莪术 15g，蝉蜕 10g，防止肾萎缩、肾硬化、肾衰竭；水肿者，加冬瓜皮 30g，大腹皮 15g，茯苓皮 30g，利水消肿；形寒怕冷者，去知母、黄柏、生地，加制附片（先煎）15g，肉桂（后下）10g，淫羊藿 15g，温肾壮阳；尿频夜尿多者，加金樱子 20g，桑螵蛸 15g，覆盆子 15g，固精缩尿；食少纳呆者，加白豆蔻（后下）10g，鸡内金 10g，醒脾开胃；血瘀甚者，加全蝎 6g，僵蚕 10g，地龙 10g，搜风化瘀攻毒。

［功效］滋阴补肾，健脾活血。

［主治］慢性肾小球肾炎。

［方解］本方为知柏地黄汤加减化裁而来。方中知母、黄柏、生地、山茱萸、山药滋阴补肾；杜仲、续断、桑寄生、怀牛膝，温而不燥，平补肾脏；黄芪，其性平和，为平补之品，取其健脾利水、补益肾元；以上药物先后天互补，先天之本不竭，后天之本得健；白茅根、墨旱莲、女贞子清热养阴，凉血止血；白术、茯苓、薏苡仁健脾利水消肿；三七、莪术、蝉蜕活血软坚，防止肾萎缩；杨教授喜用灵芝补益脾肾来增加免疫力，使正胜邪退；雷公藤，具有消炎和抑制肾小球自身免疫损伤作用；甘草调和诸药。全方共呈健脾补肾，利水消肿止血，保护肾脏功能的作用。

二、病案举例

病例 1：刘某，男，44 岁，2015 年 2 月 8 日初诊。

病人患 IgA 肾病 8 年，一直服中药调理。刻诊：尿蛋白（＋），口干，腰膝酸软，舌淡红，苔薄黄，脉缓。

中医诊断：水肿。

辨证：肾阴亏虚、脾虚夹瘀证。

治法：滋阴补肾，健脾活血。

处方：知柏黄芪汤加减。

药用：知母 15g，黄柏 15g，黄芪 30g，雷公藤（先煎）10g，灵芝 20g，莪术 15g，蝉蜕 10g，杜仲 20g，牛膝 20g，桑寄生 20g，续断 15g，白茅根 20g，干姜 10g，炒白术 15g，酒丹参 20g，建曲 15g，生地黄 15g，茯苓 15g，薏苡仁 20g，山药 15g，山茱萸 10g，牡丹皮 15g，女贞子 15g，墨旱莲 10g。5 剂，每日 1 剂，水煎温服，每日 3 次。

二诊：3 月 14 日，患者一直服用上方，小便常规正常，无其他不适。建议继续服用本方，巩固疗效。嘱饮食清淡，多吃蔬菜水果，注意休息，不宜劳累。

病例 2：向某，67 岁，2019 年 2 月 12 日就诊。

既往有慢性肾炎病史 10 余年。刻下症见：水肿腰以下为甚，按之凹陷不起，口干，手足心热，舌红少苔，脉细。

中医诊断：水肿。

辨证：肾阴虚证。

治法：滋阴补肾，行气利水。

处方：知柏黄芪汤加减。

药用：知母 15g，黄柏 15g，生黄芪 30g，山药 20g，山茱萸 15g，泽泻 15g，茯苓 20g，丹皮 15g，汉防己 10g，焦白术 20g，灵芝 20g，墨旱莲 20g，薏苡仁 20g，白茅根 20g，冬瓜皮 20g，大腹皮 15g，茯苓皮 60g，神曲 15g，车前子（包煎）15g，益母草 30g，杜仲 20g，川续断 15g，桑寄生 20g，花粉 15g，丹参 15g，怀牛膝 20g，甘草 6g。5 剂，每日 1 剂，水煎温服，每日 3 次。

二诊：2 月 20 日，患者排尿次数增多，水肿较前消退，7 剂。

三诊：3 月 2 日，患者手足心热、口干等阴虚症状消失，水肿全消。现舌红苔白，脉细。续进 7 剂。随访 3 年病情稳定。

加味知柏汤治前列腺增生症（含慢性前列腺炎）

前列腺增生是中老年男性的常见疾病，男性多在 50 岁以后出现临床症状，其患病率较高且随年龄增长而增加，严重影响到男性的身心健康以及生活质量。临床上主要表现为尿频尿急、排尿困难、排尿等待、尿后滴沥等下尿路症状，病久及病重者可出现尿路感染、尿道出血、膀胱出血及急性尿潴留等并发症。西医主要采用α-受体阻滞剂以及5α-还原酶抑制剂等药物及手术治疗。

本病属于中医学"癃闭""癥瘕""精癃"等范畴。杨德全教授主张前列腺增生的基础发病机制是肾虚兼有血瘀，其中肾虚为发病的根本原因。本病多发于中老年男性，《内经》云："年四十而阴气自半，起居衰也。"该年龄阶段男性肾气日渐衰减，肾精不足，蒸腾气化功能失常，则可致膀胱开合不利而见排尿功能的障碍。杨教授通过观察发现，男性平素嗜食膏粱厚味，饮酒吸烟，或精神压力大，熬夜失眠，以上均可滋生内热，日久致肾阴亏虚，虚火亢盛，阴虚则阳无以化，水液不能下注膀胱均可发为本病。杨教授在临证中强调瘀血是本病发病的重要因素。血属阴，营阴耗损不能使血液在脉道正常运行而致气血瘀滞，或者营阴不足而致虚热内生而致瘀。瘀血阻滞蕴结于下，引起水道不通而膀胱失于决渎。疾病迁延甚久，血运不畅而凝结成形。本病属本虚标实，虚实夹杂，以肾虚为本，血瘀为标，以加味知柏汤化裁治疗。

一、加味知柏汤

[组成] 炮山甲（冲服）4g（用土鳖虫10g代），三棱15g，莪术15g，知母15g，黄柏15g，生地15g，山药15g，山茱萸15g，丹参30g，赤芍15g，延胡索20g，女贞子15g，墨旱莲15g，金樱子20g，桑螵蛸15g，鸡内金10g。

[煎服法] 水煎25分钟，每剂煎3遍，混匀，饭前温服，每日3次。

[加减] 舌苔黄腻者，加白豆蔻（后下）10g，佩兰（后下）10g，薏苡仁20g，芳香化湿热；食欲不振者，加建曲15g，焦山楂15g，消食健胃；若属慢性前列腺炎，加败酱草15g，蒲公英15g，清热解毒；小便浑浊如米泔水者，加萆薢15g，益智仁15g，分清别浊；肾阳虚者，去知母、黄柏、生地，加制附片（先煎）15g，巴戟天10g，淫羊藿15g，温肾壮阳。

[功效] 补肾清热，活血化瘀。

[主治] 前列腺增生症，慢性前列腺炎。

[方解] 本方为知柏地黄汤加减化裁而来。方中知母、黄柏、生地、山茱萸、女贞子、墨旱莲滋阴补肾清虚热；炮山甲（土鳖虫代）、三棱、莪术、丹参、赤芍活血化瘀、散结消肿，走窜通窍；延胡索理气活血止痛；金樱子、桑螵蛸补肾缩尿；山药、鸡内金健脾和胃。诸药共奏补肾清热，活血化瘀之功。

二、病案举例

病例1：张某，男，61岁，2016年4月12日初诊。

患者排尿等待，余沥不尽，到某医院检查示：前列腺增生。刻诊：白天尿频，夜间尿多，每晚 3~5 次不等，排尿等待，余沥不尽且时有疼痛，腰膝酸软，口干，小便黄，舌红少苔，有瘀点瘀斑，脉细数。

中医诊断：癃闭。

辨证：肾阴亏虚、瘀血内结证。

治法：滋阴补肾，活血化瘀。

处方：加味知柏汤加减。

药用：炮山甲粉（冲服）4g，三棱 15g，莪术 15g，知母 15g，黄柏 15g，生地 15g，山药 15g，山茱萸 15g，杜仲 20g，续断 15g，桑寄生 20g，怀牛膝 20g，丹参 30g，赤芍 15g，延胡索 20g，女贞子 15g，墨旱莲 15g，金樱子 20g，桑螵蛸 15g，鸡内金 10g。5 剂，每日 1 剂，水煎温服，每日 3 次。

二诊：4 月 19 日，患者服药后诸症减轻，尿频，夜尿次数减少，排尿不痛。上方去延胡索，再进 10 剂。

三诊：5 月 10 日，药后临床症状基本消失。建议再服 10 剂巩固，嘱其饮食清淡，忌辛辣燥火之物。随访至今病情稳定，身体健康。

病例 2：李某某，男，56 岁，2022 年 5 月 15 日初诊。

患者近 4 个月来无明显诱因反复出现尿频、尿滴沥不尽，腰骶部及下腹部不适，夜间尤其明显，尿黄，便溏，外院 B 超检查：前列腺肥大，多次多处服药疗效差，迁延不愈。刻诊：尿频、尿滴沥不尽，夜尿 3~4 次，口干，纳可，小便黄，大便溏，每日至少排便 3 次，食生冷、辛辣等刺激性饮食后加重，眠欠佳，舌淡苔白，有齿痕，脉缓。

中医诊断：癃闭。

辨证：脾肾两虚，兼湿热瘀血。

治法：补肾健脾，化瘀清热。

处方：加味知柏汤加减。

药用：土鳖虫 10g，生地黄 15g，知母 15g，黄柏 15g，山萸肉 15g，山药 15g，泽泻 15g，酒丹参 30g，赤芍 15g，三棱 15g，莪术 15g，杜仲 20g，牛膝 20g，桑寄生 20g，续断 15g，台乌药 15g，金樱子 20g，桑螵蛸 10g，覆盆子 15g，炒鸡内金 10g，茯苓 20g，炒白术 15g，炒白扁豆 20g，莲子 15g，干姜 6g，甘草 6g。5 剂，每日 1 剂，水煎温服，每日 3 次。

二诊：5 月 22 日，患者服 5 剂药后，尿频、尿滴沥不尽稍有减轻，建议再进 5 剂，煎服法同前。

三诊：5月29日，患者再服5剂后，近1周来症状较前无明显改善，故在前方基础上桑螵蛸重用15g，加用益智仁10g暖肾缩尿，温脾止泻。5剂，煎服法同前。

四诊：6月8日，患者尿频好转，排尿较前通畅，夜尿减少，下腹部不适缓解，大便较前成形，每日1~2次，拟三诊方不变再予5剂继续巩固治疗，煎服法同前。

五诊：6月17日，患者服药20剂后诸症均有好转，但停药后又出现夜尿次数增加的症状，影响睡眠，故在6月8日方药基础上加用酸枣仁20g，首乌藤30g以养心安神，并嘱饮食清淡，白天多饮水，临睡前少饮汤水，平素常做缩肛运动，忌憋尿。随访至今未复发。

柴胡半夏汤治梅核气

梅核气系中医病名，张仲景《金匮要略·杂病脉证并治》首先记载其症状及方药："妇人咽中如有炙脔，半夏厚朴汤主之。"西医学中可对应咽异感症、咽部神经官能症、癔球症等。其主要特征为咽喉部位有异物感，犹如梅核梗阻，吐之不出，咽之不下，症状可间歇或持续发作，无明显器质性病变。临床中男女皆可患病，但女性患者居多。

杨德全教授认为该病主要由于情志所伤，气机郁结，肝气失疏，聚湿成痰，痰气交结，上结咽喉所导致。特别是当今社会生活和工作压力过大，很难及时纾解负面情绪，使梅核气的患病率呈逐年上升趋势。病变主脏在肝，日久则累及心脾，杨教授以柴胡半夏汤化裁治疗，同时辅以针刺疗法，效果显著。

一、柴胡半夏汤

[组成]柴胡12g，白芍15g，枳壳15g，香附20g，佛手15g，法半夏10g，茯苓15，陈皮10g，厚朴10g，桔梗10g，射干15g，合欢皮15g，首乌藤30g，甘草6g。

[煎服法]水煎25分钟，每剂煎3遍，混匀，饭前温服，每日3次。

[加减]有胸胁痛者，加郁金20g，延胡索30g，丝瓜络10g，瓜蒌皮15g，疏肝理气止痛；呃逆甚者，加沉香（后下）6g，旋覆花（包煎）10g，降逆止呃；口干苦，急躁易怒者，加丹皮15g，栀子15g，清肝泻火；瘀血阻滞者，加丹参15g，川芎10g，红花10g，活血化瘀。

在服汤药的同时，还需配合针灸，取男左女右，针刺"梅核穴"（该穴位为杨德全教授自创），位于手掌，掌横纹食指与中指缝之间向上 1 寸处，用 1 寸毫针，常规消毒后，强刺激，提插捻转 5 分钟，前 3 分钟嘱咐患者深吸气，憋气，再缓缓呼出，反复进行；后 2 分钟嘱患者用唾液做吞咽动作，反复进行，然后拔针。

［治法］理气开郁，降逆化痰。

［主治］梅核气。

［方解］本方由柴胡疏肝散和半夏厚朴汤加减而成。用柴胡疏肝散加佛手行气开郁；半夏厚朴汤理气宽胸，化痰散结；二陈汤燥湿化痰，下气降逆；桔梗、射干化痰利咽喉；梅核气患者常伴有一定的抑郁焦虑情绪，容易失眠，合欢皮、首乌藤解郁安神。全方配合共奏疏肝理气解郁，降逆化痰散结之功。

"梅核穴"属手厥阴心包经循行范围，针刺该穴能调畅人体情志；憋气、呼气能转移患者注意力，调节气血阴阳；咽唾液能滋润咽喉，养脏气，古代养生家就有"舌抵上腭，分泌唾液，咽下以补肾"的做法。因此，针灸、憋气、呼气、咽唾液对梅核气的治疗有显著的疗效。

二、病案举例

病例 1：周某，男，68 岁，2020 年 12 月 11 日初诊。

患者咽部不适伴呃逆十余年。10 年前因与老伴生气后，开始出现咽部有异物感，吞之不下，吐之不出，胸闷，进食吞咽无影响，曾于医院行喉镜检查诊断为慢性咽炎，经中、西药物治疗，疗效不佳。3 天前因生气后出现咽部不适加重，故前来就诊。刻诊：患者咽部不适伴呃逆，胸闷，口干，嗳气，舌淡红，少苔，脉弦细。

中医诊断：郁证（梅核气）。

辨证：痰气郁结证。

治法：行气散结，降逆化痰。

处方：柴胡半夏汤加减。

药用：柴胡 12g，法半夏 10g，厚朴 10g，茯苓 20g，香附 15g，枳壳 15g，陈皮 10g，白芍 15g，木香（后下）10g，郁金 20g，瓜蒌皮 15g，桔梗 12g，天花粉 20g，射干 15g，生甘草 6g。7 剂，每日 1 剂，水煎温服，每日 3 次。并配合针刺"梅核穴"。

二诊：12 月 20 日，服 7 剂药后，诸症缓解，仍口干，胸闷，故加山药 15g，石斛 15g，滋养胃阴，生津止渴；加苏梗 10g，宽胸理气。5 剂。

三诊：12 月 26 日，患者服完 12 剂药后，症状完全消失，建议再服 7 剂，巩固疗效。并嘱其调畅情志，移情易性，遇事莫怒，加强性格修养。

病例2：兰某，女，66岁，2010年8月22日初诊。

患者平素性情急躁，一年来经常与丈夫吵架，之后自我感觉咽中有异物感，怀疑是食管癌，经喉镜检查，诊断为慢性咽炎，服用中、西医药物无效。刻诊：咽中如有物阻，吞之不下，吐之不出，饮食吞咽正常，遇情志因素加重，呃逆、嗳气、胸闷、眠差，经常腹痛即泻，泻后痛减，食欲不振，体倦乏力，舌淡苔白，脉弦缓。

中医诊断：郁证（梅核气）。

辨证：痰气郁结，肝脾不调证。

治法：疏肝解郁，化痰散结，抑肝扶脾。

处方：柴胡半夏汤合痛泻要方加减。

药用：柴胡12g，白芍15g，枳壳15g，香附20g，法半夏10g，茯苓15，陈皮10g，厚朴10g，桔梗10g，射干15g，合欢皮15g，首乌藤30g，佛手15g，防风10g，焦白术15g，神曲15g，甘草6g。5剂，每日1剂，水煎温服，每日3次。配合针刺"梅核穴"。

二诊：9月1日，药后诸症消失。建议再服5剂，巩固疗效。嘱加强性格修养，做到遇事莫怒，忌生冷、油腻饮食。随访3年未复发。

乌蒺地黄汤治过敏性紫癜

过敏性紫癜是由IgA介导，以小血管炎病变为主的全身性血管炎症性自身免疫性疾病，临床表现以皮肤紫癜、关节肿痛、腹痛、便血及肾脏损伤为主。多见于儿童及青少年。具体的致病机理尚不清楚，可能与遗传、环境、感染、过敏、接种疫苗等多种因素相关。目前，西医临床针对过敏性紫癜常采用对症治疗，如抗感染、抗凝、止血、镇痛等联合疗法，难治、反复发作的患者则考虑使用糖皮质激素、免疫抑制剂等治疗手段。

过敏性紫癜属于中医的"肌衄"，又称"紫斑""葡萄疫""紫癜风"等。多是由于感受风热、湿热之邪等外因，先天禀赋不足、饮食不节等内因发病。杨德全教授将本病病机概括为"虚、热、瘀"。杨教授发现，多数过敏性紫癜患者就诊时已有长期激素用药病史，或长期使用清热解毒祛湿药。杨教授认为激素属纯阳燥热之品，清热解毒祛湿药性多辛温苦燥，长期或大量应用会破坏人体阴阳平衡。水为至阴，其本在肾，阳热过盛耗伤肾水，损伤肾阴，虚火内生，灼津耗液，伤及血脉，迫血妄行致紫癜。同时，离经之血蓄积于体内就是瘀血，而且久病入络，脉络瘀阻也可导致瘀血，因此瘀血既是主要致病因素，又是继发病理产物。根据本病病机，创立乌蒺地黄汤滋阴清热，活血化瘀。

一、乌蒺地黄汤

［组成］乌梅15g，刺蒺藜15g，生地15g，山药15g，山茱萸15g，丹皮15g，知母15g，黄柏15g，紫草20g，益母草20g，女贞子15g，墨旱莲15g，白茅根20g，茜草根15g，三七粉（冲服）8g，生甘草6g。

［煎服法］水煎25分钟，三七粉冲服，每剂煎3遍，混匀，饭前温服，每日3次。

［加减］紫癜偏于身半以下者，加四妙丸，清利下焦湿热；身痒者，加白鲜皮15g，地肤子15g，除湿止痒；纳呆者，加鸡内金10g，焦山楂10g，健脾开胃；易感冒者，加灵芝20g，增强免疫功能；腹痛者，加蒲黄（包煎）15g，五灵脂（包煎）15g，活血止痛；关节痛者，加威灵仙15g，姜黄10g，通络止痛；血尿者，加大蓟15g，小蓟15g，凉血止血；口渴甚者，加葛根15g，天花粉15g，麦冬15g，清热养阴生津。

［治法］滋阴清热，凉血消斑。

［主治］过敏性紫癜。

［方解］方中乌梅酸甘养阴，助精微生化以涵养肾精，使精微得固；刺蒺藜疏风止痒，益母草活血利水，两者有较强的抗过敏作用；知柏地黄汤去泽泻、茯苓，淡渗利湿不利于阴虚，加二至丸，滋补肾阴，降泄虚火；紫草、生地、丹皮清热凉血，透疹消斑；白茅根、茜草根、墨旱莲凉血止血；三七粉既能止血，又能散瘀，可止血不留瘀；甘草调药和中。全方配合共收滋阴降火，凉血消斑之功。

二、病案举例

病例1：向某，女，5岁，2015年4月25日初诊。

患者1个月前因吃海鲜鱼虾后，全身出现紫红色瘀斑，到某医院住院治疗近1个月，检查诊断为过敏性紫癜，治疗用药不详，疗效不显。刻诊：全身暗红色斑丘疹，以下肢、臀部为重，融合成片，按压不褪色，伴有轻微腹痛，手掌心热，夜寐盗汗，口干咽燥，大便干结，小便黄，舌红少苔，脉细数。

中医诊断：肌衄（紫斑）。

辨证：阴虚内热证。

治法：滋阴清热、凉血消斑。

处方：乌蒺地黄汤加减。

药用：乌梅15g，刺蒺藜10g，生地10g，山药10g，山茱萸10g，丹皮10g，知母10g，黄柏10g，紫草20g，益母草15g，女贞子10g，墨旱莲10g，白茅根15g，茜草根10g，三七粉（冲服）6g，天花粉10g，白芍10g，生甘草4g。5剂，每日1剂，水煎温服，每日3次。

二诊：5月4日，药后皮疹消退了许多，腹不痛，口不干，饮食二便基本正常，故上方去缓急止痛，解痉的白芍，生津止渴的天花粉，再续5剂。

三诊：5月13日，服10剂药后，皮疹全消，无其他不适。为防止复发，二诊方加灵芝10g，10剂。随访7年未复发。

病例2：陈某，男，12岁，2013年6月18日初诊。

患者20天前，不明原因腿部、臀部出现紫红色瘀斑，住入某医院检查治疗，诊断为过敏性紫癜，治疗20余天，效果欠佳。刻诊：双下肢外侧、臀部大量密集成片的暗红色紫斑，按压不褪色，轻微瘙痒，手足心热，盗汗，阴部潮湿，口干苦，纳呆，大便黏滞不爽，小便黄，舌红苔黄腻，脉濡数。

中医诊断：肌衄（紫斑）。

辨证：阴虚血热兼夹湿热证。

治法：养阴清热、凉血消斑、清化湿热。

处方：乌蒺地黄汤加减。

药用：乌梅15g，刺蒺藜15g，山药15g，山茱萸15g，丹皮15g，知母15g，黄柏15g，紫草20g，益母草20g，女贞子15g，墨旱莲15g，白茅根20g，茜草根15g，三七粉（冲服）8g，苍术10g，川牛膝15g，薏苡仁20g，白豆蔻（后下）10g，佩兰（后下）10g，鸡内金10g，生甘草6g。10剂，每日1剂，水煎温服，每日3次。

二诊：7月5日，患者服10剂药后，病情大减，除还有少量皮疹外，其他正常。上方去苍术、牛膝、薏苡仁、佩兰、豆蔻、鸡内金，加灵芝20g，再进10剂。随访8年未复发。

内伤发热

内伤发热是以内伤为病因，由气血阴阳亏虚及脏腑功能失调导致的发热。本病起病缓慢，病程较长，一般以低热多见，或自觉发热而体温不升高，但有时亦可为高热，常反复发作，缠绵难愈。内伤发热病因多为情志不舒、饮食失调、劳倦过度、久病体虚等，常分为阴虚发热、阳虚发热、气虚发热、血虚发热、气郁发热、血瘀发热、痰湿郁热等证型。

杨德全教授认为，内伤发热应首辨虚实。属虚者，多为气血阴阳亏虚，病变可累及脾、肝、肾、心。属实者，多为肝、脾、肺功能失调，气血运行不畅，水液代谢失常，形成气郁、血瘀、痰湿，引起内伤发热。内伤发热病程多长，在发生发展的过程中，多种因素多交错病性，导致病机复杂。比如各证型互相兼夹或转化，虚中有实，实中有虚，或者内伤发热合并外感发热者，故临证时必须根据病程发展所处阶段，分清主次，辨清标本虚实。此外，内伤发热患者一方面长期使用寒凉之品，不仅伤脾败胃，苦寒太过亦化燥伤阴。另一方面内伤发热多波及脾胃，脾胃运化失常，患者易出现纳呆，脘腹胀满等症状。因此杨教授强调脾为后天之本，气血生化之源，临床用药要顾护脾胃，"存一分胃气，得一分生机"，攻伐不可过于峻猛，清热不可过于苦寒，用药宜轻灵，并常配伍炒白术、茯苓、山药、薏苡仁、木香、鸡内金、麦芽等健脾和胃消食之品，使脾胃得健，生化有源。

一、黄连三仁汤

［组成］黄连 6g，杏仁（捣碎）10g，白豆蔻（后下）10g，薏苡仁 20g，佩兰（后下）10g，通草 10g，竹叶 10g，法半夏 10g，厚朴 10g，神曲 15g，焦山楂 15g，鸡内金 10g，甘草 6g。

［煎服法］水煎 20 分钟，后纳白豆蔻、佩兰煎 5 分钟，每剂煎 3 遍，混匀，饭前温服，每日 3 次。

［加减］湿重于热者，加苍术 10g，石菖蒲 15g，加强苦温燥湿，芳香化湿；热重于湿的加山栀 15g，增清热除湿。

［功效］清化湿热，宣畅气机。

［主治］湿郁发热。

［方解］本方由三仁汤加减组成。方中黄连为君药，性味苦寒，尤善治中焦湿热。杏仁宣利上焦肺气，气行则湿化；白蔻仁芳香化湿，行气宽中，畅中焦脾气；薏苡仁甘淡性寒，渗湿利水而健脾，使湿热从下焦而去，是为臣药。佐以佩兰、通草、淡竹叶甘寒淡渗，加强利湿清热之效；半夏、厚朴行气化湿，散结除满；神曲、焦山楂、鸡内金开胃进食。使以甘草调和诸药。全方共奏清化湿热，宣畅气机之功。

二、香连消食散

[组成] 木香（后下）10g，胡黄连 10g，神曲 15g，焦山楂 15g，茯苓 20g，法半夏 10g，陈皮 10g，炒莱菔子 15g，枳壳 15g，鸡内金 10g，甘草 6g。

[煎服法] 水煎 20 分钟，木香后下熬 5 分钟，每剂煎 3 遍，混匀，饭前温服，每日 3 次。

[加减] 脾虚者，加焦白术 15g，白扁豆 15g，莲子 15g，以健脾强胃；反酸，胃灼热者，加乌贼骨 15g，煅瓦楞子（先煎）30g，制酸止痛。

[功效] 消食导滞，清泻郁热。

[主治] 食积发热。

[方解] 方中木香行气化湿，理气畅中；胡黄连清中焦湿热、虚热；神曲、焦山楂、炒莱菔子、鸡内金消食和胃；枳壳行滞消胀；茯苓、法半夏、陈皮、甘草合为"二陈汤"，燥湿理气、和胃止呕。全方共奏消食导滞、清泄郁热之功。

三、二丹逐瘀汤

[组成] 丹皮 20g，丹参 30g，炮山甲粉（冲服）4g（用土鳖虫 10g 代），桃仁（捣碎）10g，红花 10g，赤芍 15g，川芎 10g，甘草 6g。

[煎服法] 水煎 25 分钟，每剂煎 3 遍，混匀，饭前温服，每日 3 次。

[加减] 身半以上发热者加桔梗 10g，载药上行；身半以下者加川牛膝 15g，引药下行；口干者加天花粉 20g，清热生津；有胸痛者加"胸四味"：瓜蒌皮 15g，郁金 20g，丝瓜络 10g，延胡索 30g，理气宽胸，活络止痛。

[功效] 凉血清热，活血化瘀。

[主治] 瘀血发热。

[方解]《医林改错》之血府逐瘀汤下有"灯笼热"之记载："身外凉，心里热，故名灯笼热，内有瘀血。认为虚热，愈补愈瘀；认为实火，愈凉愈凝。三两付血活热退。"本方重用丹皮、丹参为君，药性寒凉，凉血活血；臣以炮山甲（土鳖虫）、桃仁、红花、赤芍、川芎活血化瘀，行气通络；使以甘草调和诸药。全方共奏清热凉血，活血化瘀之功。

四、病案举例

1. 黄连三仁汤治湿郁发热

病例 1：张某，男，18 岁，1994 年 10 月 15 日初诊。

患者 1 个月前看露天电影后，服冷稀粥两碗，第二天晨起自觉一身倦怠，神情痴呆，信巫驱邪，3 天后患者出现寒战高热，以午后、夜间为甚，体温 39.5℃，脘腹胀满，纳呆，体倦无力，卧床不起。于当地输液治疗 7 天无效，反而加重，体温达 40.5℃，全身出现红点，右胁痛，大便黑。于某医院外科门诊，初步诊断为：急性肝脓肿（？）住入该院外科治疗，外科一方面对症治疗，用多种抗生素静脉滴注、物理降温；一方面做肝穿刺，活检查找病原菌，最后否认急性肝脓肿，诊断为：高热（原因待查）。采用对症治疗 20 余天无效，期间病危通知书下达 3 次，嘱转院治疗。后转向中医求诊，刻见：恶性病容，面色苍白，卧床不起，不思饮食，消瘦，每到下午、晚上寒战高热，体温 40.3℃，神志欠清，右胁痛，胸闷呕恶，大便黑，小便黄，口干苦不欲饮，舌苔黄厚腻，脉缓弱。判断该病始于寒湿困脾，当时可用楂曲平胃散。湿浊有蒙上流下的特点，神情痴呆是湿浊上蒙清窍使然。

中医诊断：内伤发热。

辨证：湿郁化热证。

治法：清化湿热，理气畅中。

处方：黄连三仁汤加减。

药用：黄连 6g，白豆蔻（后下）10g，佩兰（后下）10g，杏仁（捣碎）10g，薏苡仁 20g，淡竹叶 10g，通草 10g，法半夏 10g，厚朴 10g，神曲 15g，焦山楂 15g，鸡内金 10g，苍术 10g，石菖蒲 15g，延胡索 30g，炒川楝子 10g，地榆 15g，槐花 15g，甘草 6g。3 剂，每日 1 剂，水煎温服，每日 3 次。

二诊：10 月 19 日，药后患者不再发热，体温正常，胃口大开，食欲旺盛，胁痛、黑便消失，黄腻苔消退，精神渐振，能下床走动，正所谓"药中肯綮，随拨随应"。上方去延胡索、川楝子、地榆、槐花、苍术，续进 3 剂。

三诊：10 月 23 日，服药 6 剂，患者除体倦乏力、头晕、心慌外，其他基本正常。此为大病，加之长时间不思饮食、失血，导致心脾两虚，气血不足，用归脾汤合补中益气汤加减调理善后：党参 15g，炙黄芪 30g，焦白术 15g，当归 10g，茯苓 15g，炒枣仁 20g，阿胶（烊化）10g，肉桂（后下）6g，升麻 6g，柴胡 6g，木香（后下）10g，五味子 10g，炙甘草 6g。20 剂，水煎饭前温服，每日 3 次。建议回家休息调养。服药 20 多剂后患者完全康复。

病例 2：伍某，男，14 岁，2015 年 5 月 1 日初诊。

患者 7 天前突然出现高热，体温 39.5℃，体倦乏力，不思饮食，头昏头痛。到乡镇卫生院检查，初步诊断为急性肾小球肾炎。经医院多方面检查、专家会诊，诊断不明确，怀疑是脑膜炎，准备抽脊髓化验，家属不接受，遂出院转求中医。刻诊：患者痛苦面容，发热，体温 39.8℃，以下午夜间为甚，纳呆，体倦，头昏痛，时有恶心，口干苦，便秘，小便黄赤，舌红苔黄腻，脉濡数。

中医诊断：内伤发热。

辨证：湿郁化热证。

治法：清化湿热，宣畅气机。

处方：黄连三仁汤加减。

药用：黄连 6g，白豆蔻（后下）10g，佩兰（后下）10g，杏仁（捣碎）10g，薏苡仁 20g，竹叶 10g，通草 10g，法半夏 10g，厚朴 10g，神曲 15g，焦山楂 15g，鸡内金 10g，甘草 6g。3 剂，每日 1 剂，水煎温服，每日 3 次。

二诊：5 月 5 日，患者服 3 剂后，临床症状基本消失，体温正常，食欲、精神好转，舌淡红，脉缓弱，仍大便稀溏。上方去杏仁，加健脾之茯苓 15g，焦白术 15g，白扁豆 15g，莲子 15g。再进 3 剂，服后完全康复。

2. 香连消食散治食郁化热

病例 1：李某，男，2 岁，2017 年 11 月 3 日初诊。

患者 7 天前，因饮食不慎，出现腹胀纳呆，未引起重视，2 天后手足心热，体温 39.3℃，到某医院门诊输液（用药不详）3 天，高热不退。刻诊：患者发热，体温 39.5℃，以下午、晚上为重，手足心热，腹胀纳呆，体倦，精神差，大便稀溏臭秽，舌红苔黄厚腻，指纹紫滞。

中医诊断：内伤发热。

辨证：食郁化热证。

治法：消食导滞，清泻郁热。

处方：香连消食散加减。

药用：木香（后下）6g，胡黄连 4g，神曲 10g，焦山楂 10g，茯苓 10g，法半夏 4g，陈皮 4g，炒莱菔子 6g，枳壳 6g，鸡内金 4g，甘草 2g。3 剂，每日 1 剂，水煎温服，每日 3 次。

二诊：11 月 7 日，药后体温恢复正常，精神好转。只是食欲不振，大便稀溏，此为脾虚，加焦白术 10g，白扁豆 10g，莲子 10g，白豆蔻（后下）6g，健脾开胃，再进 3 剂。

3 剂服完，症状全消，恢复正常。嘱饮食有节，吃易消化之物。

病例 2：患者，女，10 岁，2018 年 6 月 2 日初诊。

发热 1 天。刻下症见：发热，体温 39.1℃，午后夜间为甚，手足心热，脘痞纳呆，嗳腐吞酸，便稀臭秽，苔黄腻，脉滑。

中医诊断：内伤发热。

辨证：食积发热证。

治法：消食导滞，清泻郁热。

处方：香连消食散加减。

药用：神曲 15g，焦楂 15g，茯苓 20g，法半夏 10g，陈皮 10g，炒莱菔子 15g，广木香（后下）10g，胡黄连 10g，枳壳 15g，鸡内金 10g，甘草 6g。3 剂，每日 1 剂，水煎温服，每日 3 次。

二诊：6 月 6 日，患者药后症状大减，考虑再予以 2 剂巩固疗效，嘱饮食有节。后未再复发。

3. 二丹逐瘀汤治瘀血发热

病例 1：何某，男，72 岁，2006 年 11 月 3 日初诊。

患者 1 个月前自觉左胸部发热，夜间为甚，前医作阴虚发热治疗无效。刻诊：患者左胸部发热，"热似灯笼"，固定不移，以午后夜间为重，夜间口干而不欲饮，舌淡红，有瘀点，舌下静脉粗大紫黑，脉细涩。

中医诊断：内伤发热。

辨证：瘀血发热证。

治法：活血化瘀，凉血清热。

处方：二丹逐瘀汤加减。

药用：丹皮 20g，丹参 30g，炮山甲粉（冲服）4g，桃仁（捣碎）10g，红花 10g，赤芍 15g，川芎 10g，桔梗 10g，天花粉 15g，甘草 6g。3 剂，每日 1 剂，水煎温服，每日 3 次。

二诊：11 月 7 日，患者诉上方服 1 剂心前区发热即已消。建议再进 3 剂巩固疗效，随访 5 年未复发。

病例 2：周某，60 岁，2018 年 11 月 4 日就诊。

背部灼热 1 年。刻下症：夜间背部发热，体温并不高，呈手掌大小，口干，大便秘结，舌质暗淡，脉弦细。

中医诊断：内伤发热。

辨证：瘀血发热证。

治法：活血化瘀。

处方：二丹逐瘀汤加减。

药用：丹皮 20g，丹参 30g，当归 10g，生地 15g，桃仁（捣碎）10g，红花 10g，赤芍 15g，炮山甲粉（冲服）4g，天花粉 15g，甘草 6g。3 剂，每日 1 剂，水煎温服，每日 3 次。

二诊：11月8日，患者背部发热现象好转，效不更方，继续予以3剂。后电话随访，患者6剂药后症状全消。

三乌灵仙汤治风湿性关节炎

风湿性关节炎是一种常见的急性或慢性结缔组织炎症。通常所说的风湿性关节炎是风湿热的主要表现之一，临床以关节和肌肉游走性酸楚、红肿、疼痛为特征。与A组乙型溶血性链球菌感染有关，寒冷、潮湿等因素可诱发本病。下肢大关节如膝关节、踝关节最常受累。风湿热的发病率已显著下降，但非典型风湿热及慢性风湿性关节炎并非少见。本病宜早期诊断和尽早合理、联合用药治疗，西医目前常用水杨酸制剂、肾上腺皮质激素、抗生素等药物治疗。

杨德全教授认为，风湿性关节炎属肢体经络病证的"痹证"范畴，《内经》最早记载，指出病因与风、寒、湿邪为主。正如《素问·痹论》曰："风寒湿三气杂至，合而为痹也，其风气胜者为行痹，寒气胜者为痛痹，湿气胜者为著痹也。"杨德全教授指出，引起痹证的病因为风、寒、湿、热、痰、瘀等邪气，病机为邪阻经络，气血运行不畅，病位在肌肉、筋骨、关节。临床表现为肢体关节疼痛、酸楚、麻木、重着、屈伸不利，甚或关节肿大变形。本篇主要讨论痛痹，病机为风寒湿闭阻经络，气血运行不畅，以寒邪为主，创立三乌灵仙汤加减治疗。

一、三乌灵仙汤

[组成] 制川乌（先煎）15g，制草乌（先煎）15g，威灵仙20g，羌活12g，乌梢蛇15g，防风15g，徐长卿（后下）10g，当归6g，赤芍15g，白芍15g，姜黄10g，甘草6g。

[煎服法] 先煎制川乌、制草乌40分钟，再纳余药煎25分钟，后下徐长卿煎5分钟，每剂煎3遍，混匀，饭前温服，每日3次。

[加减] 上肢麻木冷痛者，加桂枝15g，鸡血藤30g，温经通络，养血活血；口干苦，小便黄，舌红苔黄为兼有内热，加二妙散，清热除湿；纳呆便溏者，加茯苓15g，焦白术15g，建曲15g，健脾助运；口干，舌红少苔，脉细数者，加生地15g，知母15g，滋阴清热。

[功效] 散寒通络，祛风除湿。

[主治] 风湿性关节炎（痛痹）。

[方解] 方中制川乌、制草乌温经散寒，除湿止痛力强；威灵仙祛风除湿，

通络止痛，性质平和，祛风湿不分寒热虚实，共为君药。臣以羌活、乌梢蛇、防风、徐长卿加强祛风除湿，温经散寒，通络止痛之力，尤其是徐长卿止痛力强，对癌症疼痛亦有效。佐以当归、白芍、赤芍、姜黄养血活血，特别是姜黄，治疗腰背痛有独到疗效。使以甘草调和诸药。全方配合，君臣有序，相得益彰，对风寒湿痹以寒邪偏胜者，有较强的温经散寒，祛风除湿，通络止痛之功。

二、病案举例

病例1：关某，男，67岁，2020年12月30日初诊。

患者因"肩背上肢疼痛伴畏寒7天"来诊。刻诊：肩背上肢疼痛伴畏寒，颈项不适，口干、便秘，腹胀，舌淡红有齿痕，苔薄黄，脉弦紧。

中医诊断：痹证。

辨证：痛痹。

治法：温经散寒，祛风除湿。

处方：三乌灵仙汤加减。

药用：制草乌（先煎）15g，制川乌（先煎）15g，乌梢蛇20g，威灵仙20g，当归10g，羌活12g，姜黄10g，白芍15g，炙黄芪20g，防风15g，赤芍15g，粉葛根20g，炒白术15g，麦冬20g，丹参30g，山药15g，石斛10g，生地黄15g，火麻仁30g，茯苓20g，徐长卿（后下）10g，建曲15g，甘草6g。3剂，每日1剂，水煎温服，每日3次。

二诊：2021年1月5日，药后肩背上肢痛显著减轻，饮食可。另诉夜尿频多，肢体时有麻木，头昏，眼睛干涩、发胀。初诊方加鸡血藤30g，养血活血通络；加炒蔓荆子20g，清利头目；加夏枯草10g，制何首乌15g，枸杞子10g，清肝养肝明目；加金樱子20g，桑螵蛸10g，补肾固精止遗。3剂。

三诊：2021年1月10日，药后肢体、肩背疼痛全消。现患者口干，便秘，舌红少苔，有裂纹。改用益胃汤加减，以善其后。

药用：北沙参15g，生地15g，玉竹15g，麦冬15g，山药15g，石斛15g，天花粉20g，火麻仁20g。3剂。

病例2：郭某，女，40岁，2018年2月4日初诊。

患者2个月前肩背上肢疼痛，屈伸不利，曾到医院检查，诊断为风湿性关节炎，服中、西医药物效果欠佳。刻诊：上肢关节及肩背疼痛，怕冷，遇寒加重，屈伸不利，口干苦、口臭，头昏，饮食尚可，小便黄，舌红苔黄腻，脉弦滑数。

中医诊断：痹证。

辨证：寒痹兼湿热内蕴证。

治法：散寒祛风，通络止痛，清利湿热。

处方：三乌灵仙汤合四妙丸加减。

药用：制川乌（先煎）15g，制草乌（先煎）15g，乌梢蛇15g，威灵仙20g，羌活12g，防风15g，徐长卿（后下）10g，当归6g，赤芍15g，白芍15g，姜黄10g，苍术10g，黄柏15g，薏苡仁20g，黄连6g，甘草6g。3剂，每日1剂，水煎温服，每日3次。

二诊：2月7日，患者服药后肩背肢体疼痛明显减轻，口干、口苦、口臭消失，舌象正常。上方去苍术、黄柏、黄连、薏苡仁，续进3剂。

三诊：2月12日，药后完全康复。嘱饮食清淡，防寒保暖。

四藤养阴通络汤治类风湿关节炎

类风湿关节炎是一种自身免疫性疾病，其发病机制尚不明确，可能与免疫、内分泌、感染、遗传等因素有关。主要表现为关节疼痛、压痛、麻木、无力、晨僵、肿胀、屈伸不利，严重者可出现关节畸形。具有发病地域广、多脏器易受累、致残率高等特点，若不及时进行有效干预，疾病则进行性发展。西医多以激素、免疫抑制剂、非甾体药、生物制剂等治疗。

类风湿关节炎属于中医"痹证""厉节"等范畴。因其病情顽固，病程时间长，缠绵难愈，具有反复性，常谓之"顽痹"，又有"尪痹"之称。《证治准绳》曰："痹病有风、有湿、有寒、有热……皆标也，肾虚其本也。"杨德全教授认为，肾为先天之本，主骨生髓，骨为肾之合。肾虚是本病的根本。肾虚则骨髓失充，骨节不利，正气不足，风寒湿邪乘虚而入，侵犯肢体经脉及脏腑。但由于重庆地区常年湿热，饮食辛辣，寒易热化，日久出现湿热内生，进一步损耗阴精。尪痹病程长，"久病入络""久病多瘀"，风湿之邪壅滞日久，血脉运行不畅，或肾虚及脾，气血化生不足，无力推动血行，血脉瘀滞，形成瘀血。因此，杨教授强调类风湿关节炎病位主要在筋骨，属本虚标实，以肾虚为本，湿、热、瘀血为标，以四藤养阴通络汤化裁治疗。

一、四藤养阴通络汤

[组成] 青风藤15g，忍冬藤20g，雷公藤（先煎）10g，鸡血藤30g，白芍30g，木瓜15g，续断15g，全蝎10g，川芎10g，地龙10g，桑寄生20g，徐长

卿（后下）10g，灵芝20g，菟丝子30g，炮山甲粉4g（土鳖虫10g代替），黑蚂蚁10g，豨莶草15g，甘草6g。

[煎服法] 先煎雷公藤1小时，后纳诸药煎20分钟，徐长卿后下煎5分钟，每剂煎3遍，混匀，饭前温服，每日3次。2个月为一疗程。

[加减] 苔黄腻、纳呆者，加白豆蔻（后下）10g，佩兰（后下）10g，薏苡仁20g，鸡内金10g，芳化湿热，醒脾开胃；关节冷痛者，加制川乌（先煎）10g，制草乌（先煎）10g，散寒止痛；脾虚者，加焦白术15g，茯苓15g，炮姜10g，健脾温中。

[治法] 清热除湿，养阴通络，补肾活血。

[主治] 类风湿关节炎。

[方解] 方中青风藤、忍冬藤、鸡血藤、雷公藤为君，祛风清热除湿，养血活血通络。尤其是雷公藤，祛风湿，活血通络，消肿止痛，经现代药理研究证实，有抗炎、抑制免疫等作用，能治疗类风湿关节炎、强直性脊柱炎等疾病。注意雷公藤要文火先煎，并警惕其生殖毒性等不良反应。续断、桑寄生、菟丝子补肾强筋骨，尤其是菟丝子大剂量30~50g，能治类风湿关节炎；全蝎、地龙、土鳖虫、黑蚂蚁为虫类药，能搜剔络道风邪，活血通络之力强大，特别是黑蚂蚁能增强免疫力，治类风湿关节炎效果较好；以上均为臣药。豨莶草性味苦寒，清热除湿通络；徐长卿祛风，化湿，止疼痛力强；白芍、木瓜养阴舒筋解痉；灵芝扶正，防止雷公藤伤正之弊；皆为佐药。甘草为使，调药和中。诸药合用，共呈清热除湿、养阴通络、补肾活血之功。

二、病案举例

病例1：罗某，男，48岁，2003年6月16日初诊。

患者手指关节红肿疼痛，屈伸不利，在万州区某医院确诊为类风湿关节炎，一直服中药治疗，手足多关节逐渐变形，屈伸不利，近半月来因天气变化疼痛加重。刻诊：双膝关节疼痛尤甚，步履维艰，晨僵突出，类风湿因子（＋），头昏胀，流泪，盗汗自汗，汗出黏腻，皮肤瘙痒，纳差，睡眠欠佳，小便正常，大便干结，舌淡嫩有齿痕及散在瘀点，苔薄黄，脉弦。

中医诊断：痹证（尪痹）。

辨证：湿热阴虚、肾虚络阻证。

治法：清热除湿，养阴通络，补肾活血。

处方：四藤养阴通络汤加减。

药用：青风藤10g，鸡血藤30g，雷公藤（先煎）10g，忍冬藤20g，白芍

15g，木瓜15g，全蝎10g，豨莶草15g，炒白术20g，杜仲20g，怀牛膝20g，桑寄生20g，续断片10g，乌梅20g，菌灵芝20g，黑蚂蚁10g，菟丝子20g，伸筋草20g，透骨草20g，煅牡蛎（先煎）30g，黄芪30g，威灵仙10g，徐长卿（后下）10g，乌梢蛇20g，茯苓10g，炒蒺藜15g，土鳖虫10g，麻黄根20g，酸枣仁30g，鸡内金10g，火麻仁30g，白豆蔻（后下）10g，木贼草10g，生甘草6g。10剂，每日1剂，水煎温服，每日3次。

二诊：7月5日，药后诸症减轻，唯有遇冷关节疼痛加重，上方加制川乌（先煎）10g，制草乌（先煎）10g。再进10剂。

三诊：7月23日，患者服药后关节疼痛进一步减轻，饮食、二便正常，汗出较少，不怕冷，关节屈伸自如。二诊方去徐长卿，续进10剂。

四诊：8月15日，药后临床症状基本控制，嘱饮食清淡，忌辛辣燥火，防寒保暖。以后间断服药，一直保持至今，病情基本稳定，生活能自理，操持简单家务。

病例2：王某，女，53岁，2017年2月8日初诊。

患者全身关节红肿疼痛，屈伸不利5年多。辅助检查：2013年4月18日第三军医大学第一附属医院查类风湿因子为1120IU/ml。诊断为类风湿关节炎，经多家医院中、西医治疗效果欠佳。刻诊：四肢关节红肿疼痛，屈伸不利，便溏，食后脘腹胀满，怕冷易感冒，咳嗽咳痰，舌红有齿痕，苔黄腻，脉缓。

中医诊断：痹证（尪痹）。

辨证：湿热瘀阻、肺脾两虚证。

治法：清热除湿，祛风通络，益气健脾。

处方：四藤养阴通络汤加减。

药用：忍冬藤20g，雷公藤（先煎）10g，鸡血藤30g，青风藤15g，威灵仙20g，秦艽10g，豨莶草15g，土鳖虫10g，白豆蔻（后下）10g，佩兰（后下）10g，薏苡仁20g，苍术10g，草豆蔻（后下）10g，防风6g，黄芪30g，灵芝20g，炒白术20g，茯苓20g，鸡内金10g，干姜10g，徐长卿（后下）10g，白扁豆20g，莲子10g，桔梗10g，紫菀10g，款冬花15g，甘草6g。5剂，每日1剂，水煎温服，每日3次。

二诊：2月20日，药后患者关节疼痛、咳嗽咳痰好转，腻苔减轻，现症见腰膝酸软，偶感头昏心慌，腹胀痛，舌淡苔薄腻有齿痕脉缓。上方去佩兰、薏苡仁、草豆蔻、桔梗、紫菀、款冬花。加党参15g，桑寄生20g，盐杜仲20g，怀牛膝20g，续断15g，益气补肾强筋骨；醋延胡索30g，川木香（后下）10g，行气止痛。5 剂。

三诊：3 月 5 日，药后腰膝酸软，头晕心慌，腹胀痛有所减轻。现双下肢冷，稍进食生冷即腹泻，夜尿频多，5~6 次 / 晚，肛周湿疹，舌淡苔腻有齿痕，脉缓弱。在二诊基础上加金樱子 20g，桑螵蛸 15g，肉桂（后下）10g，温补肾阳，固涩小便；加白鲜皮 15g，除湿止痒。5 剂。

四诊：3 月 20 日，药后夜尿多好转，肛周湿疹消失。现腰膝酸软，大便稀溏，舌紫暗苔黄脉弱。复查类风湿因子 60IU/ml，血沉 24mm/h。故在三诊基础上去白鲜皮 15g。续进 5 剂。

以后间断服药近 5 年，病情较稳定，能从事家务及带小孩工作。

加减独活寄生汤治腰椎间盘突出症

腰椎间盘突出症是临床比较常见的一种疾病，主要是因为腰椎间盘髓核突出（或脱出）于后方或椎管内，导致相邻脊神经根遭受刺激或压迫，从而产生腰部疼痛，一侧下肢或双下肢麻木、疼痛等为主要临床症状的疾病。以腰椎间盘突出症以腰 4~5、腰 5~ 骶 1 发病率最高。目前，腰椎间盘突出症一般有绝对卧床休息、牵引、硬膜外注射、髓核化学溶解法等非手术治疗方法，如效果不明显，则可行手术治疗。

中医学没有腰椎间盘突出症这一病名，其临床表现属中医"腰痛""痹证"等范畴。杨德全教授认为，腰椎间盘突出症的形成主要有四方面：一是肝肾亏虚。《素问·脉要精微论》曰："腰者肾之府，转摇不能，肾将惫矣。"肾主骨，肝主筋，常因年老体弱，或久病体虚，或后天失养，导致肝肾之精气不充盛，无以养骨柔筋，筋骨松懈，腰府失濡养而致腰痛。正如《灵枢·五癃津液别》曰："虚，故腰背痛而胫酸。"《景岳全书·腰痛》也认为："腰痛之虚证，十居八九。"二是脾胃亏虚。清代医家陈士铎云："腰痛者，人以为肾之病也，不知非肾乃脾湿之故。"杨德全教授强调，脾气虚弱，脾失健运，则水谷精微不能化生及转输，而使身体四肢肌肉及筋骨官窍失却濡养，不荣则痛，导致腰部疼痛，下肢僵硬。三是瘀血阻滞。多因跌仆外伤，离经止血停滞局部；或久病入络，病久多瘀滞，致经络气血阻滞不通，使瘀血留着腰部而不通则痛。四是外感风寒湿热之邪。患者久居潮湿之地，或汗出当风，或冒雨涉水，风、寒、湿邪侵袭腰府，气血运行受阻，痹阻络脉。如《素问·痹证》云"风寒湿三气杂至，合而为痹也。"

杨德全教授认为腰椎间盘突出症病机属本虚标实，本虚为肝肾、脾胃亏虚，不能主骨强腰，标实为风寒湿盘踞腰府，气血瘀滞所致。故在《备急千金要方》独活寄生汤的基础上加减而成本方，治疗腰椎间盘突出症疗效颇佳。

一、加减独活寄生汤

[组成]独活 15g，制川乌（先煎）15g，制草乌（先煎）15g，徐长卿（后下）10g，威灵仙 20g，乌梢蛇 10g，防风 15g，川芎 10g，当归 6g，熟地 15g，赤芍 15g，白芍 15g，肉桂（后下）10g，茯苓 15g，桑寄生 20g，杜仲 20g，怀牛膝 20g，川续断 15g，鸡血藤 30g，土鳖虫 10g，甘草 6g。

[煎服法]先煎川乌、草乌 40 分钟（下同），后纳余药水煎 25 分钟，再加徐长卿熬 5 分钟（分 3 次加），每剂煎 3 遍，混匀，饭前温服，每日 3 次。

[加减]内夹郁热，口干苦，小便黄，舌红苔薄黄者，加四妙丸，清热除湿；若脾虚便溏纳呆者，去熟地黄滋腻，加焦白术 20g，鸡内金 10g，干姜 10g，以温中健脾开胃；腰痛肢麻突出，加炮山甲粉（冲服）4g（土鳖虫 10g 代），姜黄 10g，蜈蚣 2 条，以增强活血化瘀通络之力。

[功效]祛风湿，止痹痛，补肝肾，益气血。

[主治]腰椎间盘突出症。

[方解]方中独活为君，辛苦微温，善治伏风，除久痹，祛风除湿，散寒止痛；川乌、草乌、徐长卿、威灵仙、乌梢蛇、防风有较强的祛风散寒除湿之功，尤其是止痛力显著，共为臣药。杜仲、牛膝、桑寄生、续断，具有补肝肾，强筋骨，祛风湿的功效；土鳖虫、姜黄、鸡血藤、赤芍、川芎活血祛瘀，通络止痛；当归、白芍、熟地养血和血；肉桂温肾散寒，温经通脉；茯苓健脾利湿，且能防止祛风湿药伤脾胃之弊；以上皆为佐药。甘草为使，补气健脾，调药和中。诸药合用，共奏祛风湿、止痹痛、补肝肾、益气血之功。

二、病案举例

病例 1：陈某，女，57 岁，2021 年 1 月 20 日初诊。

患者于 4 年前因外伤致腰椎间盘突出，在成都某医院行手术治疗（具体诊疗情况不详），近 1 年多来反复腰痛，2 个月前加重，伴右侧臀部及大小腿后外侧疼痛，久坐或行走时加重，弯腰受限，平卧位可减轻，坐卧站立时加重，晨起明显，前往某诊所行"理疗"1 个月余，大小腿疼痛有所减轻，腰骶及右侧臀部疼痛仍明显，于 2021 年 1 月 16 日在某三甲医院行腰椎 CT 示：腰 5~骶 1 椎体内固定术后改变，请结合临床；腰椎退行性改变，腰 4/5 椎间盘膨出。既往史：有慢性胃炎病史 3 年，2020 年 10 月 29 日胃镜示：食管隆起性质待定（乳头状瘤？）；慢性非萎缩性胃炎。未规律服药，胃脘隐痛、反酸、胃灼热时作时止。刻诊：腰臀痛及右下肢放射痛，腰膝酸软，怕冷，偶感右侧耳鸣，无头晕头昏头痛，晨起痰多、口苦，眠差，平素咽干鼻燥，晨起牙龈出血，夜尿频多，大便次数多，质中色黄无特殊臭味，舌淡有齿痕，苔白，脉缓。

中医诊断：腰痛。

辨证：肾虚寒湿证。

治法：祛风湿，止痹痛，益肝肾，补气血，健脾化痰。

处方：独活寄生汤加减。

药用：独活 15g，制川乌（先煎）15g，制草乌（先煎）15g，徐长卿（后下）10g，白芍 15g，赤芍 15g，乌梢蛇 15g，茯苓 20g，杜仲 20g，怀牛膝 20g，续断 15g，桑寄生 20g，威灵仙 15g，姜黄 10g，金樱子 20g，桑螵蛸 15g，陈皮 10g，莲子 15g，焦白术 15g，首乌藤 30g，醋延胡索 30g，炒鸡内金 10g，海螵蛸 15g，茜草 15g，土鳖虫 10g，鸡血藤 30g，生甘草 6g。10 剂，每日 1 剂，水煎温服，每日 3 次。

二诊：2 月 3 日，药后病情好转，腰腿痛减轻，痰多症状消失，睡眠尚可，牙龈不再出血，耳鸣消失，现仍畏寒，夜间尿多。上方去陈皮、首乌藤、茜草，加肉桂（后下）10g。10 剂。

三诊：2 月 20 日，服药 20 剂，腰腿痛完全消失，其他症状亦减。为巩固疗效，二诊方去海螵蛸，续进 5 剂。随访 2 年，腰腿痛未发。

病例 2：李某，女，43 岁，2019 年 1 月 5 日就诊。

患者因"腰部伴右下肢疼痛反复发作半年"就诊，半年前无明显诱因腰痛，当时未引起重视，自行贴敷膏药后好转，近来患者出现右下肢疼痛、跛行，行腰椎 CT 示：L4~5 椎间盘突出，腰椎退行性变。服用相关活血化瘀药后未见明显缓解，患者不愿行针灸理疗，故来就诊。刻下症见：腰膝软痛，下肢冷痛，得温痛减，头晕耳鸣，心悸气短，舌质淡，脉细。

中医诊断：痹证。

辨证：肾虚夹瘀证。

治法：祛风除湿，补肝肾、益气血。

处方：独活寄生汤加减。

药用：独活 15g，桑寄生 20g，防风 10g，川芎 10g，当归 6g，熟地 15g，赤芍 15g，白芍 15g，肉桂（后下）10g，杜仲 20g，怀牛膝 20g，川断 15g，灵仙 20g，乌梢蛇 15g，制川乌（先煎）15g，制草乌（先煎）15g，鸡血藤 30g，姜黄 10g，土鳖虫 10g，磁石（先煎）30g，党参 15g，茯苓 20g，白扁豆 20g，莲子 10g，甘草 6g。5 剂，每日 1 剂，水煎温服，每日 3 次。

二诊：1 月 12 日，药后腰膝酸软好转，下肢冷减轻，耳鸣消失。上方去磁石，再进 7 剂。

三诊：1 月 22 日，患者诉疼痛稍好转，因路程遥远不方便就诊，故二诊方续进 10 剂。

四诊：2 月 3 日，药后患者右下肢疼痛明显好转，可自由行走。效不更方，三诊方继续予以 10 剂。

五诊：2 月 16 日，患者疼痛及其他症状消失，完全康复，建议继续服用 5 剂巩固疗效，后未再复发。

二甲消癥散治卵巢囊肿

卵巢囊肿是发生于女性生殖器官的一种囊性肿物，临床以黏液性与浆液性囊肿多见，是临床比较常见的妇科良性肿瘤之一。目前卵巢囊肿的病因及发病机制并不完全明了，多认为与遗传、环境、饮食等因素有关，涉及内分泌、炎症、机体内环境变化等多种机制。卵巢囊肿早期一般无明显症状，多在体检时发现。随着病情发展、囊肿增大，下腹部可触及活动性包块，并有压迫症状，如腹部不适、腰酸腰痛、尿频尿急、月经淋漓不净、便秘等，还会影响卵巢功能引发不孕，或合并破裂、扭转、感染等急腹并发症，严重影响女性身心健康。西医学治疗本病以手术切除为主。

本病属中医"癥瘕""痰饮""积聚"等范畴。《景岳全书·妇人规》云："瘀血留滞作癥，惟妇人有之……或恚怒伤肝，气滞而血留，或忧思伤脾，气虚而血滞……则留滞日积，而渐以成癥矣。"杨德全教授认为，女子以肝为先天，肝主疏泄，现代女性生活、工作各方面压力较大，易发生肝气郁结。气能行津，气滞则水停，水停生痰湿；气为血之帅，气行则血行，气滞则血行不畅，血液停积而成瘀。痰湿、瘀血等有形之邪凝结不散，停聚于胞宫，日久形成癥瘕。因此，杨教授强调卵巢囊肿与气、痰、瘀密切相关，其基本病机是痰瘀阻络胞宫，以二甲消癥散化裁治疗。

一、二甲消癥散

［组成］鳖甲（先煎）15g，炮穿山甲粉（冲服）4g（用土鳖虫 10g 代），三七粉（冲服）8g，赤芍 15g，皂角刺 15g，益母草 30g，柴胡 12g，枳壳 15g，

香附 15g，川牛膝 15g，昆布 15g，海藻 15g，大枣 10g。

　　［煎服法］鳖甲先煎 20 分钟，与其他药共煎 25 分钟，三七粉冲服或吞服，每剂煎 3 遍，混匀，饭前温服，每日 3 次。

　　［加减］带下量多、质黄稠、有臭味，苔黄腻者，加败酱草 15g，蒲公英 15g，以清热除湿解毒；神疲体倦，纳少便溏者，加党参 15g，焦白术 15g，茯苓 15g，炙黄芪 15g，以益气健脾；少腹冷痛者，加肉桂 6g，以温经散寒通络；少腹胀痛较甚者，加延胡索 15g，炒川楝子 10g，理气活血止痛；腰膝酸软者，加续断 15g，桑寄生 15g，杜仲 15g，补肝肾，强筋骨。

　　［功效］活血化瘀，软坚消癥。

　　［主治］卵巢囊肿或子宫肌瘤痰瘀阻络型。

　　［方解］方中鳖甲、穿山甲（土鳖虫）专攻软坚散结，共为君药。三七、赤芍、皂角刺、益母草活血软坚，且益母草还能活血利水，消囊肿有特效；昆布、海藻消痰软坚散结，以上皆为臣药。柴胡、枳壳、香附疏肝理气调经；川牛膝既能活血化瘀，又能补肾，性善下行，引导诸药作用于少腹胞宫，以上为佐药。大枣为使，扶正调诸药。本方针对癥瘕的病因病机"气、血、痰"互结，从三路分消，鳖甲、穿山甲、三七、赤芍、益母草、皂角刺、川牛膝立足于血瘀；柴胡、枳壳、香附立足于气滞；昆布、海藻立足于痰湿。融活血、行气、消痰、除湿、攻下于一体，然方中诸多攻坚消癥之品，易损正气，且癥瘕日久耗伤正气，故以大枣养血，鳖甲又能咸寒滋阴，使攻邪而不伤正。全方共奏活血化瘀，软坚消癥之功。

二、病案举例

病例 1：陈某，女，50 岁，2018 年 8 月 25 日初诊。

患者体检行腹部 B 超检查发现双侧卵巢囊肿 1 年，无明显不适，未予以治疗。1 周前患者感小腹坠胀不适，到某医院查腹部 B 超提示双侧卵巢囊肿，右侧卵巢 6.4cm×6.4cm×6.1cm，左侧卵巢 3.3cm×4.2cm×2.3cm，肿瘤标记物检查均正常，医生建议行腹腔镜下卵巢囊肿剥除术，患者因惧怕手术而拒绝，故来求诊中医。刻诊：下腹部结块，触之有形，按之无痛，小腹胀满，经色紫暗夹有血块，精神抑郁，胸闷不舒，舌质有瘀斑、瘀点，舌苔厚腻，脉涩。患者 48 岁绝经，白带无异常。查体：外阴无异常，阴道通畅，宫颈光滑，盆腔双侧均可触及包块，囊性，活动度良好，无明显压痛。

中医诊断：癥瘕。

辨证：气滞血瘀证。

治法：活血化瘀，软坚消癥。

处方：二甲消癥散加减。

药用：鳖甲（先煎）20g，炮穿山甲粉（冲服）4g，三七粉（冲服）8g，柴胡12g，枳壳15g，赤芍15g，川牛膝15g，皂角刺20g，香附15g，益母草30g，昆布15g，海藻15g，大枣10g。5剂，每日1剂，水煎温服，每日3次。

二诊：8月31日，药后小腹胀满减轻，精神好转，无胸闷不适，但纳少，神疲体倦，此为攻邪之药有损正气使然，故上方加党参15g，焦白术15g，茯苓15g，炙黄芪15g，以益气健脾。20剂。

三诊：9月25日，服药4周后，患者精神佳，偶有腹胀，患者要求B超复查，结果提示：右侧卵巢4.3cm×4.0cm×4.8cm，左侧卵巢1.9cm×1.8cm×1.4cm，继续服用原方1个月。

四诊：10月26日，服药8周后，患者复查B超，右侧卵巢3.2cm×3.0cm×2.8cm，左侧卵巢正常大小，继续服用原方1个月。

经坚持服药3个月，患者无不适主诉，复查超声提示：正常盆腔，双侧卵巢无异常，后停药，饮食调理，半年后随访未复发。

病例2：易某，女，42岁，2019年1月5日就诊。

患者体检时发现子宫肌瘤4.0cm，月经量少色紫暗，乳房胀痛，舌质暗淡，脉涩。

中医诊断：癥瘕。

辨证：气滞血瘀痰凝。

治法：活血消癥。

处方：二甲消癥散加减。

药用：炮山甲粉（冲服）4g，鳖甲（先煎）20g，昆布15g，海藻15g，海蛤壳（先煎）30g，木鳖子10g，皂角刺20g，川牛膝15g，益母草30g，赤芍15g，白芍15g，丹皮15g，三棱15g，莪术15g，蒲黄（包煎）15g，五灵脂（包煎）15g，玄参15g，浙贝母（捣碎）15g，煅牡蛎（先煎）30g，桃仁（捣碎）10g，桂枝15g，茯苓20g，鸡内金10g，大枣10g。5剂，每日1剂，水煎温服，每日3次。

二诊：1月12日，患者因外出打工，就诊不便，故上方续进20剂。

三诊：3月15日，药后病情稳定，无不适反应。患者家属代拿30剂，因熬药不便，制成散剂，每次10g，开水冲服，一天3次。

约服用此方1年，患者复查妇科彩超显示正常。

皂甲种子汤治不孕症

不孕症是临床常见的生殖系统疾病，据报道，输卵管阻塞是造成女子不孕的首要因素，其引起的不孕比例为 25%~50%，并呈现出不断增长的态势。临床常表现为：女性未避孕，有正常性生活 1 年而未受孕，可伴有下腹疼痛坠胀、腰酸、月经不调、行经腹痛、白带异常等。妇科检查可扪及一侧或双侧附件区增厚或呈条索状改变，可伴有局部压痛或触痛，行输卵管造影检查术时可见输卵管粘连、堵塞积液、管腔变细等病变。西医学以妇科内镜技术结合辅助生殖技术治疗为主，然而由于年龄、病程、异位妊娠、术后再阻塞等多种因素，治疗费用昂贵，辅助生殖技术治疗存在反复着床失败等问题，临床运用仍受到限制。

本病属中医"不孕症"，近现代医家也将输卵管性不孕归入"癥瘕""妇人腹痛""带下病"等范畴。杨德全教授认为，本病的病因主要为经期、产后气血亏虚，血室正开，外感邪气，或过食生冷之品，或宫腔手术感受邪气，邪客于胞宫，则气机不畅，血行受阻，胞宫胞络不通所致。瘀滞为主要的病理因素，正如《医宗金鉴·妇科心法要诀》中所云"因宿血积于胞中，新血不能成孕"，以皂甲种子汤化裁治疗。同时杨德全教授强调，治疗不孕症还要注重调畅情志和生活调理。保持乐观、向上的心态，避免长时期精神紧张、抑郁或焦躁。饮食起居规律，适当节制性生活，坚持体育锻炼，避免过度劳累，保证充足的睡眠，使其脏腑功能正常，自然恢复生育能力。

一、皂甲种子汤

［组成］皂角刺 20g，炮穿山甲（冲服）4g（土鳖虫 10g 代），三棱 15g，莪术 15g，益母草 30g，蒲黄（包煎）15g，五灵脂（包煎）15g，赤芍 15g，小茴香（包煎）15g，当归 10g，白芍 15g，川芎 10g，香附 20g，川牛膝 15g，甘草 6g。

［煎服法］水煎 25 分钟，每剂煎 3 遍，混匀，饭前温服，每日 3 次。

［加减］肾虚腰酸腿软者，加"肾四味"，补肾强筋骨；怕冷畏寒者，加肉桂（后下）10g，淫羊藿 15g，仙茅 15g，温肾壮阳；痛经者，加延胡索 30g，活血止痛；脾虚便溏，食欲不好者，去当归、赤芍，加茯苓 20g，焦白术 15g，白扁豆 20g，莲子 15g，干姜 10g，鸡内金 10g，以温中健脾，开胃进食。

［功效］活血调经，化瘀通络。

［主治］不孕症瘀血阻滞型。

［方解］方中皂角刺、炮山甲（土鳖虫）消肿托毒排脓，活血化瘀消癥，通经之力强大，可使输卵管壅滞未成脓者消散，已成脓者速溃，共为君药。三棱、莪术破血行气，消积止痛，元代医家王好古云："三棱，破血中之气，肝经血分药也。三棱、莪术治积块疮硬者，乃坚者削之也。"蒲黄、五灵脂、赤芍、益母草化瘀散结止痛，活血调经，以上为臣药。佐以小茴香散寒行气止痛；当归、白芍活血止痛，养血调经，使祛瘀而不伤正；川芎、香附行气散瘀，活血调经，寓"气行则血行"之意；川牛膝能引药下行，直达病所。使以甘草调和诸药。全方共奏活血调经，化瘀通络之功。

二、病案举例

病例 1：方某，女，35 岁，2019 年 2 月 25 日初诊。

患者结婚 4 年，未避孕，夫妇生活正常，2017 年因胚胎停止发育行清宫术后至今未孕，2019 年 2 月 15 日丈夫行精液常规检查未见明显异常，本人行性激素六项检查、B 超监测排卵、肝肾功能、乙肝五项指标、糖类抗原 125、优生优育检查、促甲状腺素检查等均无异常。双侧输卵管造影发现右侧输卵管伞端粘连，左侧输卵管积水。西医妇科建议手术治疗，患者因手术费用高，转求中医治疗。刻诊：下腹部坠胀不适，四肢畏冷，带下清稀色白，量中，无异味，饮食睡眠可，大小便正常，舌质暗，苔薄白，脉涩，平素月经规律，周期 25~28 天，经期 3~7 天，量少，色红，夹有小血块，行经时下腹及腰骶疼痛，末次月经 2019 年 2 月 6 日。妇科检查提示子宫前位，双侧附件增厚、质韧、轻压痛。

中医诊断：不孕症。

辨证：血瘀证。

治法：活血调经，化瘀通络。

处方：皂甲种子汤加减。

药用：皂角刺 20g，炮山甲粉（冲服）4g，益母草 30g，蒲黄（包煎）15g，五灵脂（包煎）15g，三棱 15g，莪术 15g，小茴香（包煎）15g，川牛膝 15g，土鳖虫 10g，当归 10g，赤芍 15g，白芍 15g，川芎 10g，香附 20g，甘草 6g，肉桂（后下）10g，淫羊藿 15g，仙茅 15g。10 剂，每日 1 剂，水煎温服，每日 3 次。经期停药，同时嘱患者避孕 3 个月。

二诊：3 月 14 日，患者服药 10 剂后，3 月 8 日月经来潮，月经周期、经期如常，月经血块减少，行经时下腹及腰骶疼痛明显减轻，但有月经干净后感腰酸腿软，此为经后血海相对空虚，肾气亏虚使然，遵循"经后勿滥攻"的原则，故上方去三棱、莪术、川牛膝，加桑寄生 20g，续断 15g，杜仲 20g，怀牛膝 20g 以补益肾气。14 剂。

三诊：3 月 29 日，药后诸症悉减，患者为月经周期第 21 天，胞宫气血相对充盈，遵循"经前勿滥补"的原则，以活血调经，化瘀通络为主，上方去桑寄生、续断、杜仲、怀牛膝，加三棱 15g，莪术 15g，川牛膝 15g。7 剂。

四诊：4 月 11 日，药后患者临床症状消失，月经按期干净，继续月经周期第 1~14 天予二诊方药进行治疗，月经周期第 14~21 天予三诊方药进行治疗。

五诊：6 月 8 日，药后患者诉 5 月 3~8 日月经来潮，月经干净 3 天后在当地医院妇科检查提示右侧输卵管通畅，并行妇科 B 超及相关孕前检查均无异常，准备妊娠。现停经 36 天，血绒毛膜促性腺激素检测结果提示已妊娠，无不适。2020 年 2 月上旬足月顺产一男婴，母子平安。

病例 2：刘某，女，31 岁，2016 年 5 月 13 日初诊。

患者 2013 年结婚，婚后曾怀孕，3 月余自然流产，以后近 3 年不孕。刻诊：患者月经不调，每次经前 3~5 天，行经 1~2 小腹疼痛，喜热熨，乳房胀痛，经色紫暗有瘀块，饮食二便正常，舌淡红，有瘀斑瘀点，脉细涩。

中医诊断：不孕。

辨证：瘀阻胞宫证。

治法：活血化瘀、调经止痛。

处方：皂甲种子汤加减。

药用：皂角刺 20g，炮山甲粉（冲服）4g，益母草 30g，蒲黄（包煎）15g，五灵脂（包煎）15g，三棱 15g，莪术 15g，小茴香（包煎）15g，川牛膝 15g，当归 10g，赤芍 15g，白芍 15g，川芎 10g，香附 20g，甘草 6g。每日 1 剂，水煎温服，每日 3 次。嘱经期停服。

二诊：5 月 20 日，药后正值行经，痛经大减，余无异常。再用上方 20 剂。

三诊：6 月 25 日，服药 20 剂后，痛经消失，临床症状全无。嘱停药备孕。8 月来电告知，已怀孕，次年 5 月喜得千金，母婴健康。

延胡益母汤治痛经

痛经是一种妇科临床的常见病和多发病，可分为原发性与继发性，原发性痛经占 90% 以上，好发于青春期与未生育的女性，多无器质性病变，但病程反复，严重影响患者的身心健康。临床常表现为，于经期或月经前后周期性出现小腹疼痛，可放射至腰骶部，部分患者伴有乳房胀痛、头晕、恶心、呕吐、腹泻等，疼痛剧烈者可出现面色苍白或出冷汗等症状，行妇科检查与辅助检查示生殖系统无器质性的异常。西医学一般采用前列腺素合成酶抑制剂对症治疗。

中医亦称本病为"痛经"。杨德全教授认为，病因主要是经期经血下行，胞宫、冲任气血变化急骤，若患者平素抑郁，肝郁气滞，或临经期保暖不慎，或过食生冷，寒邪客于冲任、胞宫，致冲任、胞宫气血凝滞不畅，"不通则痛"；亦或素体气血不足，行血无力，"不荣则痛"。瘀血为其主要病理产物，正如《血证论》云："若无瘀血，则经自流通，安行无恙。"以延胡益母汤化裁治疗。

一、延胡益母汤

[组成] 延胡索30g，益母草30g，桃仁（捣碎）10g，红花10g，赤芍15g，白芍15g，当归10g，川芎10g，小茴香（包煎）15g，肉桂（后下）10g，炒川楝子10g，川牛膝15g，香附20g，甘草6g。

[煎服法] 水煎20分钟，后下肉桂熬5分钟，每剂煎3遍，混匀，饭前温服，每日3次。

[加减] 有恶心呕吐者，加姜半夏10g，降逆止呕；有腹泻者，去桃仁、当归，加焦白术15g，茯苓20g，干姜10g，温中健脾；有腰酸腿软者，加"肾四味"（桑寄生20g，续断15g，杜仲20g，怀牛膝20g）补肾强筋骨；形寒怕冷者，加淫羊藿15g，仙茅15g，温补肾阳。

[功效] 温经散寒，活血止痛。

[主治] 痛经寒凝血瘀型。

[方解] 方中延胡索为止痛要药，正如《本草纲目》云："能行血中气滞，气中血滞，故专治一身上下诸痛"，益母草专治女子经产诸证，两者合用为君，活血祛瘀调经，行气止痛。臣以桃仁、红花、赤芍活血化瘀；川芎、川楝子、香附行气散结止痛，寓"气为血之帅，气行则血行"之意；白芍、当归意在瘀血去新血生，使祛瘀而不伤正。佐以小茴香、肉桂温通胞宫胞脉，散寒逐瘀止痛；川牛膝活血化瘀，引血下行。使以甘草调和诸药。全方共奏温经散寒，活血止痛之功。

二、病案举例

病例1：方某，女，15岁，2020年7月25日初诊。

患者有痛经病史1年，1个月前于经期食冰淇淋后，腹痛加重，自行服用止痛药物（具体不详）后缓解，本次行经时又复发，故来就诊。患者14岁初潮，周期 25~30 天，经期 3~5 天，量中等，色鲜红，有血块，有痛经史。刻诊：正值经期第 1 天，小腹、少腹疼痛，用热水袋熨小腹后感疼痛稍减轻，月经周期、经量如前，经色紫暗，有血块，舌淡红有瘀点，脉弦紧。B 超示：子宫、附件未见明显异常。

中医诊断：痛经。

辨证：寒凝血瘀证。

治法：温经散寒，活血止痛。

处方：延胡益母汤加减。

药用：延胡索 30g，益母草 30g，桃仁（捣碎）10g，红花 10g，赤芍 15g，白芍 15g，当归 10g，川芎 10g，小茴香（包煎）15g，肉桂（后下）10g，炒川楝子 10g，川牛膝 15g，香附 20g，甘草 6g。3 剂，每日 1 剂，水煎温服，每日 3 次。

二诊：7 月 29 日，药后患者行经腹痛明显减轻，血块减少，经行顺畅，感疲劳，腰酸腿软，舌淡暗，脉弦，此乃气滞血瘀，肾气不足，故上方去川牛膝，加桑寄生 20g，续断 15g，杜仲 20g，怀牛膝 20g，以补益肾气。3 剂。

三诊：8 月 1 日，药后患者临床症状消失，月经干净。建议予上方 7 剂于下次行经前 1 周起开始服用，经期停用，巩固疗效。并嘱其忌食寒凉生冷之物。已半年未再复发。

病例 2：彭某，女，28 岁，2020 年 11 月 18 日初诊。

患者 12 岁初潮始经行腹痛，近 2 年来明显加重，经行第 1~2 天少腹冷痛剧烈，每月需服止痛药方可减轻。既往有甲状腺功能减退病史 1 年余。2020 年 2 月孕 9 月胎停引产。因上月痛经难忍，听同事介绍故来就诊。刻诊：经行第 1~2 天少腹冷痛剧烈，需服止痛药方可减轻，经色紫暗，有瘀块（自诉像子宫内膜组织样块状物排出），月经量少，经行 8~10 天，月经周期正常，无经前腹痛，否认后位子宫，伴口干，畏寒，尿频，夜尿多，饮食、大便正常，睡眠欠佳，舌淡有齿痕，苔薄黄，脉缓。

中医诊断：痛经。

辨证：肾虚寒凝血瘀证。

治法：温经散寒，祛瘀止痛。

处方：延胡益母汤加减。

药用：延胡索 30g，益母草 30g，桃仁（捣碎）10g，红花 10g，赤芍 15g，白芍 15g，当归 10g，川芎 10g，小茴香（包煎）15g，肉桂（后下）10g，炒川棟子 10g，川牛膝 15g，香附 20g，金櫻子 20g，桑螵蛸 15g，鸡血藤 30g，茯苓 20g，炒白术 15g，莲子 15g，白扁豆 20g，甘草 6g。10 剂，每日 1 剂，水煎温服，每日 3 次。

二诊：12 月 9 日，药后诸症大减，经行小腹冷痛有所减轻，经行 7~8 天，量少，口干，纳呆，尿频多，另诉刷牙时干哕，舌红少苔（晨起刷牙时刮了苔）脉缓。在一诊基础上加法半夏 10g，和胃止呕。10 剂。

三诊：2021 年 1 月 29 日，患者服 20 剂药后，本月 22 日经行无明显腹痛，经行 7 天，月经量较前增加，色红无瘀块，尿频改善，大便不成形，黏滞不爽，舌红苔薄黄脉缓。另患者要求备孕。在二诊基础上加黄连 6g，木香 10g 清热燥湿、行气化滞；加三七 6g，藕节炭 15g，化瘀止血。建议再进 10 剂，以巩固疗效，并嘱其饮食清淡，注意保暖。

二甲消瘰丸治甲状腺癌、甲状腺结节、乳腺癌

甲状腺癌是内分泌系统最常见的恶性肿瘤之一，根据病理类型可分为乳头状癌、滤泡状癌、未分化癌、髓样癌等，患者以女性为主。临床常表现为颈部出现质地较硬且凹凸不平的肿块，疾病早期多无明显不适，随着病情进展，可出现疼痛、声音嘶哑、呼吸困难、进食不畅等。西医学常以手术治疗为主，术后常选择放疗、化疗、内分泌治疗。

乳腺癌是女性最常见的恶性肿瘤之一，临床实践中乳腺癌并发甲状腺疾病的患者屡见不鲜，文献研究亦证实乳腺癌患者的甲状腺疾病发生率高于正常人群。本病早期多无典型症状与体征，临床常表现为：乳腺质地硬、表面不光滑且边缘不规则的肿块，乳头溢液，乳腺皮肤"橘皮样改变""酒窝征"，腋窝淋巴肿等。西医学以手术治疗为主，并针对患者具体情况辅以化疗、放疗、内分泌治疗。

中医称乳腺癌为"乳癌"，或称为"乳岩""炻乳"，中医称甲状腺癌为"瘿瘤"。两者虽然发病病位、症状不同，但病因病机基本一致。杨德全教授认为，引起的病因主要是正气亏虚，肝、脾、肾等脏腑功能失常，邪毒乘虚而入，使机体阴阳失调，气血津液运行受阻，终至气滞、血瘀、痰凝、毒聚相互胶结。其中"结"是致病的核心病机，正如《丹溪心法》云："妇人忧郁秋遏，时日积累，脾气消阻，肝气横逆，遂成隐核，如鳖棋子，不痛不痒，十数年后方为疮陷，名曰乳岩。"以二甲消瘰丸化裁治疗。

一、二甲消瘰丸

［组成］炮山甲粉（冲服）4g（土鳖虫10g代），鳖甲（先煎）20g，玄参15g，浙贝母（捣碎）15g，煅牡蛎（先煎）30g，夏枯草15g，山慈菇6g，猫爪草30g，水红花子15g，白花蛇舌草15g，半枝莲15g，三棱15g，莪术15g，木鳖子10g，黄药子15g，灵芝20g，益母草30g，皂角刺20g，甘草6g。

［煎服法］先煎鳖甲、煅牡蛎20分钟，再加余药熬25分钟，每剂煎3遍，混匀，饭前温服，每日3次。

［加减］情志易郁，胸胁胀闷者，加柴胡10g，炒枳壳12g，炒白芍20g，疏肝理气解郁；脾虚便溏者，加焦白术15g，茯苓15g，干姜10g，健脾温中；畏寒肢冷，易感冒者，加淫羊藿15g，炙黄芪30g，温阳益气。

［功效］活血化瘀，软坚散结，扶正祛邪。

［主治］乳腺癌、甲状腺癌、甲状腺结节。

［方解］炮山甲（土鳖虫）、鳖甲为君药，活血消癥，软坚散结。木鳖子、山慈菇、猫爪草、水红花子、白花蛇舌草、半枝莲、黄药子清热解毒抗癌；三棱、莪术、益母草破血行气止痛，《医学衷中参西录》云："三棱、莪术性近和平，而以治女子瘀血，虽坚如铁石亦能徐徐消散，而猛烈开破之品转不能建此奇功，此三棱、莪术独具此良能也"，以上为臣药。佐入皂角刺、玄参、浙贝母、煅牡蛎、夏枯草消肿化痰散结；灵芝补益正气，改善免疫状态，增强抗癌之力，合鳖甲养阴潜阳扶正，寓"养正积自消"之意。使以甘草调和诸药。全方共奏活血化瘀，软坚散结，扶正祛邪之功。

二、病案举例

病例1：张某，女，57岁，2019年9月23日初诊。

患者2016年5月行甲状腺癌切除术辅以术后口服优甲乐片治疗，病情稳定。2019年9月甲状腺癌复发，因拒绝接受手术及放射性治疗，故来就诊。刻诊：喉部结肿不适，胸闷气短，乳房胀痛，体倦乏力，易感冒，纳、寐可，舌淡红有瘀斑，苔薄白，脉弦。

中医诊断：癌病（甲状腺癌）。

辨证：正虚血瘀证。

治法：活血化瘀，软坚散结，扶正祛邪。

处方：二甲消瘰丸加减。

药用：炮山甲粉（冲服）4g，鳖甲（先煎）20g，玄参15g，浙贝母（捣碎）15g，煅牡蛎（先煎）30g，夏枯草 15g，山慈菇 6g，猫爪草 30g，水红花子 15g，白花蛇舌草 15g，半枝莲 15g，三棱 15g，莪术 15g，木鳖子 10g，黄药子 15g，灵芝 20g，益母草 30g，皂角刺 20g，柴胡 10g，枳壳 12g，白芍 20g，炙黄芪 30g，甘草 6g。7 剂，每日 1 剂，水煎温服，每日 3 次。

二诊：10 月 1 日，药后患者胸闷气短、乳房胀痛、乏力稍有减轻，仍感乏力，有纳差便溏，舌脉同前。上方中加焦白术 15g，茯苓 15g，干姜 10g，以健脾温中。再服 30 余剂，上述症状基本消失。

之后仍以活血化瘀，软坚散结，扶正祛邪之大法，以二甲消瘰丸随症加减治疗，间断服药 1 年余，并嘱其多吃蔬菜、菌类、水果，饮食清淡，适度锻炼，增强体质。每半年复查甲状腺彩超或 CT，显示病灶一直变化不明显。随诊至 2021 年 2 月仍基本如前。

病例 2：肖某，女，48 岁，2019 年 1 月 10 日初诊。

患者于 3 年前因左乳腺癌行局部切除术，术后病理提示浸润性导管癌，未予化疗，病情尚稳定。2 个月前患者发现右乳外上方肿物伴有溢液，到某医院检查考虑右侧乳腺癌，建议手术结合化疗进行治疗，患者拒绝故来就诊。刻诊：右侧乳房外上方触及一约黄豆大的质硬结节，乳头内陷轻揉则流出黄色液体，无血性液体，无异味，情志抑郁，胸胁胀闷，纳寐尚可，大小便正常，舌淡红有瘀斑，苔薄白，脉弦数。45 岁绝经，带下无异常。

中医诊断：癌病（乳癌）。

辨证：正虚气滞血瘀证。

治法：活血化瘀、软坚散结、扶正祛邪。

处方：二甲消瘰丸加减。

药用：炮山甲粉（冲服）4g，鳖甲（先煎）20g，玄参 15g，浙贝母（捣碎）15g，煅牡蛎（先煎）30g，夏枯草 15g，山慈菇 6g，白花蛇舌草 15g，半枝莲 15g，三棱 15g，莪术 15g，木鳖子 10g，灵芝 20g，益母草 30g，皂角刺 20g，柴胡 10g，炒枳壳 12g，炒白芍 20g，甘草 6g。7 剂，每日 1 剂，水煎温服，每日 3 次。

二诊：1 月 18 日，药后患者情志易郁，胸胁胀闷减轻，纳差，夜寐不安，舌脉同前，此乃脾气不足，心神不安，故上方加焦白术 15g，茯苓 15g，酸枣仁 20g，合欢皮 15g，以益气健脾，解郁安神。14 剂。

三诊：2 月 2 日，药后患者诸症皆除，纳寐可，唯有左侧乳房肿块未消，易感冒，此为久病机体免疫力降低使然，故上方去酸枣仁、合欢皮，加炙黄芪

30g，连服 1 个月，水煎饭前温服，一天 3 次。并嘱其多吃蔬菜、菌类、水果，饮食清淡，适度锻炼，增强体质。

之后仍以活血化瘀，软坚散结，扶正祛邪为大法，以二甲消瘰丸随症加减治疗，间断服药半年，患者外院复查，病情稳定，未见肿瘤进展。

木鳖消癥散治卵巢癌、宫颈癌、膀胱癌

卵巢癌、宫颈癌均是死亡率较高的女性生殖系统恶性肿瘤，治疗后复发率高，严重威胁女性的生命安全。早期均无典型临床症状，随着病情进展，前者临床常表现为腹胀、腹痛、盆腔包块、腹腔积液、身体消瘦、食欲不振等，后者则常出现异常阴道出血与阴道流液、接触性出血、盆腔疼痛等。现代医学常以手术联合化疗进行治疗，以抑制肿瘤生长，降低肿瘤转移或复发率。

膀胱癌是泌尿系统常见的恶性肿瘤，以男性患者多见，危险性极高。临床常表现为无痛性血尿，伴有尿频、尿急、尿痛或排尿困难等，大多数患者发现时多为中晚期，错过了手术治疗时机。西医学治疗以放、化疗及激光冷冻治疗为主。

以上三个肿瘤疾病均属于中医的"癥瘕""积聚"范畴。杨德全教授认为，引起的病因主要为机体正气虚衰，脏腑亏虚，六淫邪气入侵；或因情志过极、饮食失宜，以致气机阻滞，瘀血、痰湿等瘀结于体内，痰、瘀、湿、毒交结所致，以正虚邪实为主导。正如《医学正传》云："积者迹然，挟痰血浓而成形迹，遂郁积久之谓至。"杨教授创立木鳖消癥散化裁治疗。

一、木鳖消癥散

［组成］木鳖子 10g，鳖甲（先煎）20g，炮山甲粉（冲服）4g（土鳖虫 10g 代），三棱 15g，莪术 15g，山慈菇 10g，皂角刺 20g，白花蛇舌草 20g，半枝莲 15g，川牛膝 15g，红豆杉 6g，藤梨根 30g，全蝎 10g，蜈蚣 4 条，灵芝 20g，龙葵 6g，甘草 6g。

［煎服法］先煎鳖甲 20 分钟，后纳余药熬 25 分钟，每剂煎 3 遍，混匀，饭前温服，每日 3 次。

［加减］药后腹泻者，加茯苓 15g，焦白术 15g，干姜 10g，健脾温中；腰膝酸软者，加"肾四味"补肾强筋骨；怕冷易感冒者，加淫羊藿 15g，炙黄芪 30g，温阳益气，增强免疫功能；小便黄，苔黄腻夹湿热者，加白豆蔻 10g（后下），佩兰 10g（后下），薏苡仁 20g，芳香化湿清热；纳呆者，加神曲 15g，焦

山楂 15g，鸡内金 10g，开胃进食。

[功效] 活血软坚，扶正抗癌。

[主治] 卵巢癌，宫颈癌，膀胱癌。

[方解]《金匮要略》云："五脏元真通畅，人即安和"，痰瘀湿毒之"结"是导致不通的关键，"结"居体内，使气血不通渐成癥瘕、积聚。《素问·至真要大论》指出"结者散之"。方中木鳖子、鳖甲、皂角刺攻毒、逐血滞、消顽痰，三者为君，共散痰瘀湿毒之"结"。臣以炮山甲、三棱、莪术活血化瘀通络、破结软坚消癥；山慈菇、全蝎、龙葵、白花蛇舌草、红豆杉、半枝莲、藤梨根、蜈蚣清热解毒抗癌。佐以灵芝扶助正气，增强抗邪之力，改善免疫状态；川牛膝引药下行，直达病所。使以甘草调和诸药。全方共奏活血软坚，扶正抗癌之功。

二、病案举例

病例 1：杨某，男，68 岁，2020 年 5 月 15 日初诊。

患者自述于 2020 年 2 月 12 日始出现无痛性血尿，间断诊所治疗，时轻时重，未重视，2020 年 5 月我院膀胱镜检查提示膀胱癌，住院行膀胱部分切除术，后未行放、化疗。术后前 3 个月每周行膀胱冲洗 1 次，复查膀胱超声未见异常，后每月行膀胱冲洗 1 次，至今暂未复查。膀胱癌术后一直在杨德全教授处服中药治疗（均以木鳖消癥散为基础随症加减），无明显不适症状。患者于 2 个月前常规复查超声提示发现新可疑病灶，于 12 月 25 日住院复查膀胱镜并行膀胱组织活检提示：腺性膀胱炎。刻诊：现尿道疼痛（暂未拔尿管），便溏，食生冷加重，偶感口干，腹胀，舌淡胖有齿痕，苔薄黄，脉弦。既往病史：患脊髓型颈椎病 17 年，无高血压病史。

中医诊断：癌病（膀胱癌）。

辨证：湿瘀蕴结，脾肾阳虚证。

治法：清利湿热，活血化瘀，温补脾肾，扶正抗癌。

处方：木鳖消癥散加减。

药用：木鳖子 10g，醋鳖甲（先煎）20g，炙黄芪 30g，炒白术 20g，半枝莲 10g，全蝎 10g，藤梨根 30g，茯苓 20g，干姜 10g，生甘草 6g，红豆杉 3g，绞股蓝 12g，吴茱萸 6g，补骨脂 15g，高良姜 10g，三棱 10g，山楂 20g，莪术 15g，菌灵芝 20g，木香（后下）10g，肉豆蔻 10g，蜈蚣 2 条，白花舌蛇草 10g，白扁豆 20g，莲子 15g，醋延胡索 30g，金钱草 15g。7 剂，每日 1 剂，水煎温服，每日 3 次。

二诊：2021年1月13日，药后大便稀溏改善，另诉头昏，偶感"踩棉花"感。现诉拨尿管10余天仍尿血、尿痛，小便呈酱油色，自服"左氧+头孢"无缓解来诊，舌淡苔黄脉缓。拟加粉葛根15g，姜黄10g，全蝎5g，藕节炭15g，三七粉（冲服）10g。7剂。

三诊：1月29日，患者服7剂药后，尿血尿痛好转，头昏头痛缓解，无"踩棉花"感，餐后稍腹胀，饮食可，二便正常，眠可，舌淡红有齿痕，苔黄脉缓。现尿血尿痛好转，故去醋延胡索、藕节炭。7剂。

四诊：2月3日，药后除大便偏稀外，其他均正常，仍与上方10剂，巩固治疗。嘱其多吃蔬菜、菌类、水果，饮食清淡，适度锻炼，增强体质。随访至今病情稳定。

病例2：王某，女，55岁，居民，2021年1月17日初诊。

患者因"宫颈癌"自2020年12月20日行子宫全切及双侧附件切除术后，一直服中药调理。术后一直右下肢水肿（考虑淋巴回流受阻）。刻诊：脘腹隐痛不适，呃逆，无反酸胃灼热，咽痒不适，口干夜间明显，肩颈痛伴手麻木感，腰膝酸软，饮食、二便及睡眠尚可，舌红苔黄脉缓弱。

中医诊断：癌病（宫颈癌）。

辨证：瘀血内结兼气郁证。

治法：活血化瘀，软坚散结，扶正抗癌，疏肝解郁。

处方：木鳖消癥散加减。

药用：木鳖子10g，鳖甲（先煎）20g，土鳖虫10g，三棱15g，莪术15g，山慈菇10g，皂角刺20g，白花蛇舌草20g，半枝莲15g，川牛膝15g，红豆杉6g，藤梨根30g，全蝎10g，蜈蚣4条，灵芝20g，龙葵6g，木香（后下）10g，香附20g，延胡索20g，鸡血藤30g，甘草6g。5剂，每日1剂，水煎温服，每日3次。

二诊：1月22日，药后脘腹隐痛不适，呃逆好转，无腰膝酸软，肩颈痛伴手麻木感好转，仍感咽痒不适，口干仍明显，另诉鼻塞，反复口腔溃疡，舌红有瘀斑苔黄，脉缓弱。在一诊基础上去木香，加姜黄10g，粉葛根15g，威灵仙15g，连翘15g，乌梅15g。后一直用本方化裁服用，病情稳定。

息风化痰止痉散治小儿多发性抽动症

小儿多发性抽动症，又名小儿抽动症或小儿抽动秽语综合征，属于一种神经精神性疾病，主要特征为身体某部位或肌群突然的、快速的、不自主、反复的收缩或运动。临床表现为四肢多动、频发眨眼、耸肩、擤鼻、歪嘴、面部肌肉抽动、不自主发声或秽语等症状，甚者出现心理、行为障碍等表现，严重影响患儿学习、生活及心理健康。本病的病因尚不明确，缺乏特异性治疗药物，现代医学一般常用硫必利、氟哌啶醇、可乐定及阿立哌唑等药物。

小儿多发性抽动症属于中医学"痉病"等范畴。杨德全教授认为，"风性主动善行而数变"，多发性抽动，属中医风邪致病的病机为肝风。"诸风掉眩，皆属于肝"。小儿为稚阴稚阳之体，具有"肝常有余""脾常不足""肾常虚"的生理特点，肝主筋，为"罢极之本"，肝阴不足，风木内动，变动发焉。故其发病原因一是先天不足，肝肾阴虚，水不涵木，肝阳上亢，引动肝风而发本病；二是后天不足，脾肺气虚而生痰，痰郁化热生风，肝风挟痰上扰，进而出现一系列"动"的症状。杨德全教授认为息风化痰止痉是治疗本病的基本大法，故创息风化痰止痉散以治之，疗效显著。

一、息风化痰止痉散

[组成] 钩藤（后下）20g，全蝎6g，玄参10g，辛夷（包煎）10g，板蓝根12g，蝉蜕10g，木瓜10g，白芍30g，伸筋草15g，苍耳子10g，桔梗10g，法半夏5g，甘草6g。

[煎服法] 水煎20分钟，钩藤后下熬5分钟，每剂煎3遍，混匀，饭前温服，每日3次。

[加减] 心烦易怒者，加黄连2g，栀子10g，清心除烦；自言自语者，加石菖蒲10g，郁金10g，开窍醒神；夜寐不安者，加夜交藤10g，远志10g，养心安神；抽搐甚者，加全蝎3g，蜈蚣1条，息风止痉。

[功效] 化痰利窍，息风止痉。

[主治] 小儿多发性抽动症。

[方解] 本方以钩藤、全蝎为君药，重用钩藤凉肝息风，全蝎息风止痉，共奏息肝风止抽动之功；玄参、板蓝根清热解毒利咽喉；蝉蜕加强息风止痉之力；木瓜、白芍（重用）、伸筋草舒筋柔肝缓急以解痉挛，共为臣药；桔梗、半夏化痰以祛生风之本，辛夷、苍耳子通鼻窍以治擤鼻，为佐药；甘草调和诸药，与白芍配伍，为芍药甘草汤，能缓急解痉为佐使之用。

二、病案举例

病例1：刘某，男，11岁，2021年8月8日初诊。
家长诉患儿肢体及面部肌肉抽动，咽喉哼哼声，擤鼻，注意力难集中3年余，曾四处就医，辗转多家医院，无明显疗效。刻诊：患儿肢体及面部肌肉抽动，咽喉哼哼声，擤鼻，与其交谈时注意力难集中，口干，纳呆食少，眠差。舌淡红苔薄黄，脉缓。

中医诊断：瘛病。

辨证：肝风痰浊证。

治法：平肝息风，化痰利咽。

处方：息风化痰止痉散加减。

药用：玄参 15g，射干 15g，马勃 10g，钩藤（后下）30g，白芍 30g，蝉蜕 10g，蜈蚣 1 条，法半夏 10g，全蝎 5g，伸筋草 15g，板蓝根 15g，桔梗 10g，木瓜 15g，辛夷（包煎）10g，苍耳子 10g，丹参 20g，僵蚕 10g，天麻 10g，天花粉 15g，甘草 6g。15 剂，每日 1 剂，水煎温服，每日 3 次。

二诊：8 月 22 日，家长诉患儿药后症状显著改善，肢体及面部肌肉抽动次数明显减少，程度减轻，擤鼻基本消失，仍时有咽喉哼哼声，出现流鼻血症状，原方基础上加白茅根 15g，以凉血止血。6 剂。

三诊：9 月 5 日，患儿服药之后流鼻血症状消失，于上方去白茅根，加鸡血藤 30g，以舒筋活络。7 剂。

三诊：9 月 19 日，患者服 28 剂后，抽动症状完全消失，注意力较前集中，建议再进 10 剂，以巩固疗效。

病例 2：谭某某，女，9 岁 8 个月，2021 年 6 月 13 日初诊。

患者 1 年多始无明显诱因出现不能静坐、手足小动作多、注意力不集中、学习成绩明显下降，常有擤鼻动作，咽喉不自主吭吭声。无挤眉弄眼、肌肉抽搐症状，纳可，二便正常，睡眠可，舌淡红，苔白，脉滑。

中医诊断：瘛病。

辨证：阴虚肝旺证。

治法：滋阴平肝，开窍化痰，息风止痉。

处方：息风化痰止痉散加减。

药用：蜈蚣 2 条，全蝎 5g，钩藤（后下）30g，石菖蒲 10g，制远志 6g，龙齿（先煎）20g，菊花 10g，枸杞子 10g，山萸肉 10g，地黄 10g，山药 15g，盐泽泻 10g，茯苓 10g，牡丹皮 10g，首乌藤 20g，辛夷（包煎）10g，鸡内金 10g，木瓜 10g，白芍 30g，蝉蜕 10g，玄参 10g，法半夏 10g，苍耳子 10g，甘草 4g。10 剂，水煎饭前温服，一天 3 次。

二诊：7 月 4 日，药后诸症大减，建议再进 10 剂，以巩固疗效，并嘱其清淡营养饮食；情绪上避免紧张、焦虑、兴奋、反复语言刺激等；适当运动，保证充足睡眠。已 4 年未再复发。

随访：2023 年 9 月 16 日电话随访患者服 10 剂药后，临床症状全部消失，在外照方抓药再服 5 剂，至今无类似症状出现。

三白益母汤治痤疮

痤疮是皮肤毛囊皮脂腺发生的一种慢性炎症性疾病。本病主要好发生在青春期的青少年，具有多因素、自限性、反复发作的特性。临床表现主要是粉刺、炎性丘疹、脓疱、结节和囊肿，严重者可出现损容性改变，多发在颜面、胸、背等处。痤疮病因复杂，与皮脂腺过度分泌脂质、毛囊皮脂腺导管角化异常、炎性反应及免疫反应等有关。目前西医对于痤疮主要以调节性激素水平、抗炎、抗感染、促进角质溶解为治疗原则，常用抗生素、维 A 酸类及抗雄激素等药物。

中医称本病为"粉刺""肺风粉刺""黑头"等。杨德全教授认为，"热"是痤疮发生的根源。青少年处于肾气最为充盛阶段，天癸相火旺盛，致体内阳热偏盛；或学习工作生活压力较大，精神易紧张，熬夜失眠，肝气不疏，郁而化火，肝火妄动；或喜食辛辣肥甘之品，伤及脾胃，脾失健运，气血津液代谢失常，形成水湿、痰浊和瘀血。三者与热相结，湿热、痰热、瘀热相兼为患，渐生毒邪，热毒进入血分，郁于肌肤，热盛化脓，而发为痤疮。因此，杨教授指出痤疮发病与肺、脾、肝三脏密切相关，为热、湿、痰、瘀、毒内外相合而发病，创立三白益母汤化裁治疗，并重视平时生活的调摄，强调起居有常，避免熬夜，少食辛辣刺激、油腻食物、甜食等，保持积极乐观的生活态度，避免焦虑、烦躁、抑郁等不良情绪，以达到未病先防，既病防变，瘥后防复的目的。

一、三白益母汤

［组成］白芷 30g，白鲜皮 20g，白花蛇舌草 20g，益母草 20g，黄芩 15g，连翘 15g，夏枯草 15g，紫草 20g，牡丹皮 15g，赤芍 15g，丹参 30g，苦参 10g，甘草 6g。

［煎服法］水煎 25 分钟，每剂煎 3 遍，混匀，饭前温服，每日 3 次。

［加减］若药后便溏纳呆者，苦参减为 6g，加焦白术 20g，神曲 15g，健脾开胃，加炮姜 6g 反佐；油性皮肤突出者，加藿香（后下）10g，佩兰（后下）10g，石菖蒲 15g，芳香化湿除垢；头皮发痒，脱发较多者，加刺蒺藜 15g，制首乌 12g，祛风止痒，滋补肝肾；大便秘结不通者，加生大黄（后下）6g，生地

黄20g，玄参15g，牛蒡子15g，以釜底抽薪，泄热通便，滋阴凉血；白色脓疮明显，局部红肿痛者，加黄连6g，金银花20g，栀子10g，紫花地丁15g，以清热解毒，消肿止痛；如皮色如常，结节明显甚有囊肿者，加皂角刺20g，煅牡蛎（先煎）30g，浙贝母15g，三棱10g，莪术10g，以软坚散结，活血消肿。

［功效］清肺泻肝，凉血解毒，祛风除湿。

［主治］痤疮。

［方解］方中以白芷、白鲜皮、白花蛇舌草为君，专入面部，司清热解毒消疮之功，尤其是白芷消肿排脓效佳；黄芩、连翘、夏枯草为臣，清热解毒，以除肺、肝之热邪，且能软坚散结；佐以牡丹皮、赤芍、丹参、紫草凉血以祛血中之热，其中紫草还能消斑美容；苦参、益母草清热消疮，活血消肿，以祛血中之瘀滞，消疮散结，益母草还具有治疗脂溢性皮炎，皮肤瘙痒等作用；生甘草为使，清热以助解毒，兼调和诸药。全方清热解毒力专，消疮祛结功强，共奏清热解毒，凉血散结之功。

二、病案举例

病例1：张某，女，18岁，于2017年8月5日初诊。

患者3个月前开始出现额面肤色潮红，散在丘疹。10天后出现黑头丘疹，挤压后可见白色粉质物，扩散面积增多，曾在某医院治疗一个月症状无改善，反致皮肤出现脓头，局部灼热微肿。刻见：面部丘疹色红，面颊部明显，散在黑头，胸及背部均出现大小不等红色丘疹，伴口干渴喜冷饮，小便短赤，大便干结，皮肤及头发油腻，舌红苔黄，脉弦数。

中医诊断：粉刺。

辨证：湿热内蕴证。

治法：清肺泻肝，凉血活血，清利湿热。

处方：三白益母汤加减。

药用：白芷30g，白鲜皮20g，炒刺蒺藜15g，丹皮15g，丹参30g，赤芍15g，白花蛇舌草20g，夏枯草20g，黄芩15g，紫草20g，益母草20g，藿香（后下）10g，佩兰（后下）10g，石菖蒲15g，连翘15g，苦参10g，甘草6g。7剂，每日1剂，水煎温服，每日3次。

二诊：8月15日，面部丘疹颜色略浅，口干减轻，小便正常，大便稀溏。上方苦参减为6g，加干姜6g反佐，焦白术15g健脾，再进7剂。

三诊：8月26日，皮损逐渐恢复，二便调，效不更方，再进10剂。2个月后，诸症消除，皮损恢复正常。

病例 2：易某，女，32 岁，2020 年 11 月 16 日初诊。

患者患粉刺 3 年，反复发作，1 周前吃辛辣食物后加重，颜面部丘疹加重并出现小脓疱，故来就诊。刻诊：颜面丘疹色红，痒痛，有小脓疱，皮肤油腻，舌红，苔黄腻，脉弦滑。

中医诊断：粉刺。

辨证：湿热内蕴证。

治法：清热除湿，凉血解毒。

处方：三白益母汤加减。

药用：白芷 30g，刺蒺藜 15g，白花蛇舌草 15g，白鲜皮 20g，益母草 30g，黄芩 15g，生地 15g，丹皮 15g，丹参 30g，赤芍 15g，紫草 20g，连翘 15g，夏枯草 15g，藿香（后下）15g，佩兰（后下）15g，石菖蒲 15g，茯苓 20g，甘草 6g。7 剂，每日 1 剂，水煎温服，每日 3 次。

二诊：11 月 23 日，药后面部丘疹明显减少，脓疱消失，因既往有乳腺增生，乳房胀痛，故上方加三棱 15g，莪术 15g，鳖甲（先煎）15g，皂角刺 15g，延胡索 30g，活血软坚散结止痛。7 剂。

三诊：11 月 30 日，患者药后症状消失，建议再进 7 剂，以巩固疗效，并嘱其忌辛辣刺激食物，勿滥用化妆品，禁用手挤压。

祛风除湿止痒汤治急、慢性湿疹

湿疹是一种由多种内外因素引起的有渗出倾向的炎症性皮肤病。以皮损多形性、对称分布、有渗出倾向、自觉瘙痒、反复发作、易成慢性为临床特征。湿疹的发病原因很复杂，如气候、食物、微生物、灰尘、化学物质、消化道疾病、精神因素、内分泌功能失调等，可发生于任何年龄、性别和季节，根据病程临床分为急性、亚急性、慢性三期。急性期皮损主要以红斑、丘疱疹为主，有渗出倾向；亚急性期红肿、渗出减少，可见脱屑、结痂等；慢性期主要以皮肤增厚、苔藓样变、色素沉着等为主。西医学治疗主要以抗组胺药及糖皮质激素为主。

中医学称本病为"湿疮""浸淫疮""奶癣"。杨德全教授认为本病是风、湿、热、毒相兼协同致病，其中湿邪是湿疮最重要的病因。患者久居潮湿之地、外感湿邪或饮食不节、过食辛辣腥发动风之品，或嗜酒等，脾运失健，津液失输，滞于人体的皮肤腠理之间，此时复受风邪，内外合邪，两相搏结，肌肤受侵，引起湿疹。湿郁久化热，热极生毒，热毒深入血分，聚于局部，腐蚀血肉，进一步加重湿疹症状。湿疹后期，久病伤阴耗血，血虚生风化燥，肌肤失养；湿热蕴久，耗伤阴血，日久生风化燥，可致皮损部位肌肤甲错、皮肤增厚、干燥、脱屑等。因此，杨教授主张本病治疗要内治法与外治法相结合，以求标本兼治。内治当以祛风除湿止痒为根本大法，以祛风除湿止痒汤加减，治愈急慢性湿疹甚多，疗效显著。同时还应用中药外洗治疗湿疹，大大提高了临床疗效。

一、祛风除湿止痒汤

［组成］土茯苓 30g，生地 15g，黄柏 15g，白鲜皮 20g，地肤子 15g，苦参10g，牡丹皮 15g，丹参 30g，赤芍 15g，益母草 30g，刺蒺藜 15g，紫草 20g，荆芥 15g，防风 15g，焦白术 15g，生甘草 6g。

［煎服法］水煎 25 分钟，每剂煎 3 遍，混匀，饭前温服，每日 3 次。

［加减］药后腹泻者，加干姜 10g，茯苓 15g，白扁豆 20g，莲子 15g，健脾温中；口苦，小便黄，纳呆，舌苔黄腻者，加白豆蔻 10g（后下），佩兰 10g（后下），薏苡仁 20g，鸡内金 10g，芳香化湿，醒脾开胃；身半以下较重者，加苍术 10g，川牛膝 15g，取四妙丸之意，清热燥湿，引药下行。

［功效］清热解毒，凉血祛风，除湿止痒。

［主治］急慢性湿疹。

［方解］方中土茯苓性味甘、淡、平，善除湿解毒，尤善于搜剔湿热蕴毒，为清热、除湿、解毒君药。黄柏、白鲜皮、地肤子、苦参，清热解毒，燥湿止痒；生地、牡丹皮、丹参、赤芍、紫草，清热凉血活血，取"血行风自灭"之意，以助止痒之功，同时兼顾滋阴养血，使祛风燥湿而不至伤阴；益母草对多种皮肤病都有突出疗效，通过活血利水而收除湿止痒之功，共为臣药。刺蒺藜、防风、荆芥，祛风止痒；白术健脾除湿，且防苦寒药伤中之弊，均为佐药。使以甘草调药和中。全方清热祛湿而不伤正，凉血解毒而不伤脾，祛风止痒而不伤阴，配伍得当，疗效显著。

［外洗方］黄柏 30g，苦参 30g，白鲜皮 30g，露蜂房 15g，川椒 6g，白矾（溶化）60g。水煎 25 分钟，将药液倒入盆中，加白矾 20g 溶化，温度适宜时洗患部 15~20 分钟，1 天 1 次，晚上睡前洗，1 剂洗 3 天。

二、病案举例

病例 1：王某，男，30 岁，2019 年 7 月 5 日初诊。

患者胸部、背部、下肢及脚部均有丘疹，上有水疱，自觉瘙痒难耐，抓破后渗出津水，皮肤增厚色暗，伴口干，心烦，大便干结，睡眠差，舌红苔黄，脉洪。

中医诊断：湿疮。

辨证：风湿热邪，蕴郁肌肤证。

治法：清热祛湿、凉血解毒、祛风止痒。

处方：祛风除湿止痒汤加减。

药用：土茯苓30g，黄柏15g，苦参10g，生地15g，白鲜皮20g，荆芥15g，防风15g，紫草15g，益母草30g，薏苡仁20g，制何首乌15g，刺蒺藜15g，黄芩15g，连翘20g，夏枯草15g，地肤子15g，天花粉15g，丹皮15g，丹参30g，赤芍15g，夜交藤30g，焦白术20g，鸡内金10g，甘草6g。3剂，每日1剂，水煎温服，每日3次。

外洗剂：黄柏30g，土茯苓30g，苦参30g，白鲜皮30g，地肤子30g，露蜂房15g，川椒6g，明矾（溶化）60g。每天1次，3天/剂。

二诊：2019年7月9日，药后症状大减，再予以3剂内服巩固疗效。后随访未再复发。

病例2：杨某，男，56岁，2020年9月29日初诊。

患者有慢性湿疮病史，全身丘疹，瘙痒反复发作3年余。刻诊：全身丘疹，瘙痒，口燥咽干，便溏，四肢麻木，舌淡红，有齿痕，苔黄腻，脉缓。

中医诊断：湿疮。

辨证：湿热兼脾虚证。

治法：清热除湿，祛风止痒，凉血健脾。

处方：祛风除湿止痒汤加减。

药用：土茯苓30g，黄柏15g，白鲜皮20g，地肤子15g，苍术10g，薏苡仁20g，川牛膝15g，牡丹皮15g，丹参30g，赤芍15g，紫草20g，益母草30g，苦参10g，茯苓20g，焦白术15g，生地黄15g，鸡血藤30g，甘草6g。7剂，每日1剂，水煎温服，每日3次。并配合外洗方。

二诊：10月8日，药后丘疹明显好转，新发较少，全身皮肤发痒减轻，但胸闷胸痛，腰膝酸软，头昏，呃逆，故在原方基础上加瓜蒌皮15g，郁金20g，丝瓜络10g，延胡索30g，杜仲20g，桑寄生20g，续断15g，以疏肝解郁，宽胸理气，通络止痛，补肾强筋骨。7剂。

三诊：10月27日，药后患者诸症大减，胸闷胸痛消失，但食后腹胀，于上方去苍术、川牛膝、延胡索、郁金、瓜蒌皮、丝瓜络，加白扁豆20g，莲子

15g，木香（后下）10g，健脾行气。5 剂。

四诊：11 月 5 日，药后诸症消失。嘱饮食清淡，少吃辛辣燥火，海腥发物。再进 5 剂，巩固疗效。随访至今未复发。

乌梅蒺藜汤治慢性过敏性荨麻疹

过敏性荨麻疹是一种临床常见多发的皮肤病，易反复发作而成慢性过程，严重影响患者的身心健康，临床常表现：皮疹为大小、形态、数量不等的风团，发生突然，消退迅速，消退后不留痕迹。皮疹无固定好发部位，常伴有不同程度的瘙痒。少数可伴胸闷或呼吸困难、恶心、呕吐、腹泻、发热。病程长短不一，病期在 6 周以内为急性型，超过 6 周为慢性型。西医学一般应用抗组胺药、糖皮质激素等药物治疗，可短暂缓解，但容易复发。

中医称本病为"瘾疹"，俗称"风疹块"。杨德全教授认为，该病多因禀赋不足，病久耗伤正气，故正虚邪盛是常见证型。过敏体质一般以阴虚为主，阴液亏虚可致血虚生风，肝风内动，内风潜伏在体内，若遇外风侵袭，引动内风，内外相合，搏于皮肤腠理而发病。正如《金匮要略》所言："风气相搏，风强则为瘾疹，身体为痒，痒为泄风……"此外，食肥甘厚味或辛辣腥发之物，脾胃湿热内生，熏蒸肌肤或者热郁血分，燔灼阴津，气血凝结，形成血瘀。因此，慢性过敏性荨麻疹以阴虚为本，常夹有风、湿、热、瘀等邪气，治当以养阴祛风、清热除湿、活血养血为主，以乌梅蒺藜汤化裁治疗。

一、乌梅蒺藜汤

［组成］乌梅 20g，刺蒺藜 15g，五味子 10g，制何首乌 12g，白鲜皮 20g，苦参 10g，益母草 30g，荆芥 15g，防风 15g，生地 15g，丹皮 15g，丹参 30g，赤芍 15g，紫草 20g，生甘草 6g。

［煎服法］水煎 25 分钟，每剂煎 3 遍，混匀，饭前温服，每日 3 次。

［加减］风热者，去荆芥、防风，加桑叶 10g，菊花 10g，以疏散风热；血热实热者，可加淡竹叶 10g，栀子 10g，以增强清热凉血之力；血热虚热者，加知母 12g，黄柏 12g，清退虚热；湿热者，去生地、制何首乌，加龙胆草 10g，黄芩 10g，清热除湿；风寒者，去生地、丹皮、丹参、赤芍，加羌活 12g，桂枝 15g，与荆芥、防风配合，辛温解表，祛风止痒。服药后有腹泻的加焦白术 20g，茯苓 20g，干姜 6g，以健脾温中。对于过敏性皮肤病，一般不用虫类药，因虫类药含异体蛋白，可加重病情。

［功效］清热凉血，祛风止痒，除湿抗过敏。

［主治］慢性过敏性荨麻疹。

［方解］乌梅敛阴生津、止痒解毒，《本草求真》载"乌梅，酸涩……入于死肌、恶肉、恶痣则除，刺入肉中则拔"；刺蒺藜辛散苦泄，疏风止痒，《本草求真》谓"凡因风盛而见目赤肿翳，并通身白癜瘙痒难当者，服此治无不效"；乌梅酸柔养肝，刺蒺藜散风行血，散收配伍、内外兼治、标本兼治，故设为君药，冠为方名。何首乌、五味子补益精血，养阴生津；其中制首乌和刺蒺藜组合的药对，是名老中医李可创立的定风丹，养血祛风、抗过敏；益母草活血化瘀，清热解毒，《本经》提及"益母草茎主瘾疹痒，可作浴汤"；荆芥、防风辛散轻扬，功擅祛风止痒；白鲜皮走皮肤，能祛风燥湿、清热解毒，以上皆为臣药。丹参、丹皮、赤芍、生地善入血分，可升可降，活血通经；一味丹参功同四物，丹参与制何首乌之用，以及前述清热凉血药物的应用，均体现了中医"治风先治血"之意；紫草凉血消斑，清热解毒；苦参清热燥湿，杀虫止痒，均为佐药；使以甘草调药和中。诸药合用，共奏养阴、凉血活血、祛风止痒、清热祛湿之功。

二、病案举例

病例1：唐某，女，42岁，2017年2月8日初诊。

患者有过敏性荨麻疹病史1年，3天前在外面吃鱼虾后，全身发痒，皮肤起白色风团，此起彼伏，自己在药店买盐酸左西替利嗪片服后缓解，但一天后又发，奇痒难忍，故来就诊。刻诊：全身有大小、形态不一的苍白色扁平疙瘩，有些部位融合成片，红肿，瘙痒难忍，口燥咽干，便秘溲黄，手足心发热，舌红少苔，脉象细数。

中医诊断：瘾疹。

辨证：阴虚血热风燥证。

治法：清热凉血，祛风止痒。

处方：乌梅蒺藜汤加减。

药用：乌梅20g，生地15g，五味子10g，刺蒺藜15g，制何首乌12g，白鲜皮20g，苦参10g，益母草30g，荆芥15g，防风15g，丹皮15g，丹参30g，赤芍15g，紫草20g，甘草6g。3剂，每日1剂，水煎温服，每日3次。

二诊：2月12日，药后诸症大减，但有腹泻一天3~5次。此为苦寒药损伤脾阳使然，故上方加炒白术20g，茯苓20g，干姜6g，以健脾温中。5剂。

三诊：2月19日，患者服8剂药后，临床症状全部消失，完全康复，建议再进 10 剂，以巩固疗效，并嘱其饮食清淡，忌海腥发物。已 4 年未再复发。

病例 2：王某，67 岁，2020 年 4 月 11 日初诊。

患者有慢性荨麻疹病史 9 个月余，2 天前全身发痒，皮肤出现白色风团，此起彼伏。刻诊：身半以下丘疹，瘙痒，口燥咽干，右胁疼痛，呃逆，便秘，纳呆。舌淡红苔薄白，脉缓。

中医诊断：瘾疹。

辨证：阴虚血热风燥证。

治法：养阴清热凉血，祛风除湿止痒。

处方：乌梅蒺藜汤加减。

药用：乌梅 20g，刺蒺藜 15g，生地黄 15g，五味子 10g，白鲜皮 20g，地肤子 15g，苦参 10g，益母草 30g，牡丹皮 15g，丹参 30g，赤芍 15g，荆芥 15g，防风 15g，紫草 20g，苍术 10g，薏苡仁 20g，黄柏 15g，香附 20g，茯苓 20g，白术 15g，建曲 10g，首乌藤 30g，川牛膝 15g，甘草 6g。5 剂，每日 1 剂，水煎温服，每日 3 次。

二诊：4 月 16 日，药后诸症大减，但有食后腹胀，咽喉不适，于上方增白扁豆 20g，莲子 15g，木香（后下）10g，桔梗 10g，加强健脾理气，化痰利咽喉。15 剂。

三诊：4 月 30 日，偶有舌痛，胃纳仍差，口渴，余无异常。于上方去香附、薏苡仁、首乌藤、苍术，加知母 15g，天花粉 20g，麦冬 15g，白豆蔻 10g（后下），鸡内金 10g，灵芝 20g，加强滋阴清热，芳香开胃，增强免疫功能。15 剂。

四诊：5 月 16 日，药后症状消失，完全康复，再服 10 剂，以资巩固，并嘱清淡饮食，忌海腥发物。随访至今无复发。

乌梅牡蛎汤治银屑病

银屑病是一种易于复发的慢性红斑鳞屑性炎性皮肤病。临床表现以红斑、鳞屑、瘙痒为主，全身均可发病，以头皮、四肢伸侧较为常见，多在冬季加重。好发于青壮年，病程较长，有易复发倾向。银屑病的发病机制与遗传、免疫、内分泌异常有关，饮酒、饮食、药物和精神紧张等都是银屑病的诱发因素。根据银屑病的临床表现不同，一般分为寻常型、脓疱型、红皮病型、关节病型四种，其中寻常型银屑病最常见。本病目前尚无特效疗法，西医治疗主要采用维A 酸类药物、皮质类固醇、免疫抑制剂、生物制剂、光疗法等，是较为顽固的皮肤病之一。

中医学称本病为"白疕",俗称"牛皮癣"。《外科大成》云:"白疕,肤如疹疥,色白而痒,搔起白疕,俗称蛇虱,由风邪客于皮肤,血燥不能荣养所致。"杨德全教授认为,本病的产生机制为营血亏损,化燥生风,肌肤失养所致。初起多为风寒或风热之邪侵袭肌肤,以致营卫失和,气血不畅,滞于肌表而发;或兼湿热蕴积,外不能宣泄,内不能通泄,壅于肌肤而发。病久则营血耗伤,血虚风燥,肌肤失养而成;或因营血不足,气血循行受阻,以致瘀阻肌表而成;或禀赋不足,肝肾亏虚,冲任失调,更使营血亏损,易于复发。本病的治疗,总以凉血润燥为主,辅以清热解毒、养血活血、祛风止痒,杨教授用乌梅牡蛎汤加减治疗效果满意,1个月为一疗程,一般1~6个疗程可临床治愈。

一、乌梅牡蛎汤

[组成] 乌梅60g,煅牡蛎(先煎)30g,大青叶15g,连翘15g,炒蒺藜15g,牡丹皮15g,丹参30g,赤芍15g,生地15g,白鲜皮20g,地肤子15g,紫草20g,苦参10g,土茯苓30g,三棱15g,莪术15g,灵芝20g,生甘草6g。

[煎服法] 煅牡蛎先煎20分钟,与其他药共煎25分钟,每剂煎3遍,混匀,饭前温服,每日3次。

[外用方] 独头大蒜250g(捣烂)、露蜂房(研粉)30g,装大口玻璃瓶中,将山西老陈醋1斤,放锅中浓缩至60%,然后倒入瓶中浸泡,把瓶盖旋紧,7天后用棉签蘸药液涂擦患处,涂擦前先用温毛巾将患部擦浴干净,一天2次,早晚服。

[外洗方] 苦参30g,黄柏30g,白鲜皮30g,地肤子30g,白矾60g(溶化)。水煎25分钟,将药液倒入盆中,加白矾20g溶化,温度适宜时洗患处20分钟即可。

[加减] 易感冒者,加玉屏风散实卫固表,增强免疫功能;脾虚便溏者,加茯苓15g,焦白术15g,干姜10g,健脾温中;热毒重者加板蓝根15g,加强清热解毒之力;苔黄厚腻者,去生地滋腻,加白豆蔻(后下)10g,佩兰(后下)10g,薏苡仁20g,以芳香化湿,清利湿热;口干,手足心热,盗汗,舌红少苔者,加天花粉15g,知母15g,黄柏15g,以滋阴清热,生津止渴。

[功效] 清热解毒,凉血祛风,活血软坚。

[主治] 银屑病。

[方解] 方中重用乌梅和煅牡蛎为君,乌梅酸收敛阴抗过敏,煅牡蛎软坚散结,重镇安神以抗焦虑。《素问》云:"诸痛痒疮,皆属于心。"乌梅、牡蛎配

伍，能宁心安神以治疗因瘙痒而导致的心烦不安，兼之具有非常好的抗过敏作用。臣以牡丹皮、丹参、赤芍、大青叶清热凉血，解毒散瘀；白鲜皮、地肤子、刺蒺藜、苦参、土茯苓清热解毒，祛风止痒；生地、紫草凉血滋阴消斑；三棱、莪术活血化瘀。佐以灵芝扶正增强免疫功能。使以甘草调药和中。全方配合共奏清热解毒、凉血祛风、活血软坚扶正抗过敏之效。

二、病案举例

病例 1：徐某，女，76 岁，2020 年 12 月 30 日初诊。

患者全身皮肤瘙痒 1 年，多处就诊效差，奇痒难忍，故来就诊。刻诊：全身有大小、形态不一的红斑，表面附着白色鳞屑，四肢及臀部尤甚，颜色鲜红融合成片，瘙痒难忍，口干，大便结燥不下，呈颗粒状，小便黄，舌红少苔，脉弦细。

中医诊断：白疕。

辨证：血热风燥证。

治法：清热凉血，活血软坚，祛风止痒。

处方：乌梅牡蛎汤加减。

药用：乌梅 60g，煅牡蛎（先煎）30g，大青叶 15g，炒蒺藜 15g，牡丹皮 15g，丹参 30g，赤芍 15g，紫草 20g，生地 15g，白鲜皮 20g，地肤子 15g，苦参 10g，土茯苓 30g，灵芝 20g，醋三棱 15g，醋莪术 15g，连翘 15g，炒白术 15g，茯苓 20g，生甘草 6g。10 剂，每日 1 剂，水煎温服，每日 3 次。并嘱其饮食清淡，忌海腥发物。并配合外用、外洗方。

二诊：2021 年 1 月 13 日，患者服 10 剂后，全身皮肤瘙痒减轻，皮损减少，创面基底红肿消退，全部结痂，二便正常，口干仍明显，另诉下肢乏力，腰酸软，舌红少苔，脉缓。故在原方基础上去大青叶，加天花粉 15g，鸡血藤 30g，杜仲 20g，续断 15g，桑寄生 20g，怀牛膝 20g，以清热生津，养血活血通络，补肾强筋骨。10 剂。外洗、外用剂同前。

三诊：2021 年 2 月 5 日，药后全身皮损完全恢复正常。建议二诊方再进 10 剂，以资巩固，嘱饮食清淡，忌辛辣燥火，海腥发物。随访至今未复发。

病例 2：刘某，男，72 岁，2019 年 1 月 19 日初诊。

患者 1 年前无明显诱因出现全身斑丘疹，表面覆盖银白色皮屑，刮之出血，瘙痒剧烈，口干，小便黄，纳呆，大便干结，舌红，苔黄腻，脉数。

中医诊断：白疕。

辨证：湿热血瘀证。

治法：活血通络，软坚散结。

处方：乌梅牡蛎汤加减。

药用：乌梅60g，煅牡蛎（先煎）30g，三棱15g，莪术15g，当归10g，鸡血藤30g，蒲黄（包煎）15g，五灵脂（包煎）15g，丹参30g，赤芍15g，苦参10g，板蓝根15g，大青叶15g，白鲜皮30g，地肤子20g，灵芝20g，刺蒺藜15g，制首乌15g，土茯苓30g，紫草20g，白豆蔻（后下）10g，佩兰（后下）15g，薏苡仁20g，益母草30g，桃仁（捣碎）10g，红花10g，焦白术20g，鸡内金15g，灵芝20g，天花粉15g，甘草6g。14剂，每日1剂，水煎温服，每日3次。配合外洗方、外用方。

二诊：2月20日，患者未见新发皮疹，部分皮疹颜色变淡，以躯干处缓解明显，头面、下肢仍有红斑丘疹，皮疹瘙痒，饮食较前好转，无饭后腹胀感，二便可，寐安，舌红苔黄，脉数。上方去佩兰、薏苡仁。续进10剂。

三诊：5月5日，患者皮疹基本消退，遗留较多色素脱失斑。建议继续巩固5剂后未再复发。2020年冬季，患者再次复发，予以上方搽剂后症状好转。

通络止痛汤治带状疱疹后遗神经痛

带状疱疹是由水痘－带状疱疹病毒引起的急性感染性皮肤病。典型临床表现为皮肤上出现成簇水疱，呈带状分布，痛如火燎。带状疱疹后遗神经痛是指在急性疱疹皮损愈合后疼痛仍然持续且时间超过3个月的一种神经病理性疼痛，常发生在高龄老年、免疫力低下者等体质较差的患者。疼痛部位主要集中在单侧胸背部、腰腹部及头面部。临床常表现为烧灼感，或刀割样、撕裂样、针刺样疼痛，衣服接触皮肤时还伴有继发性疼痛，长期疼痛使患者坐卧不安，精神焦虑，睡眠障碍，严重影响患者生活质量。带状疱疹的发病机制与年龄、免疫缺陷、情绪精神、感染等有关。西医学以抗病毒、镇痛、营养神经治疗为主。

中医学认为，该病皮损状如蛇行，累累如串，故名"蛇串疮"。又因每多缠腰而发，故又称"缠腰火丹"。中医医籍中本病又称之为"火带疮""蜘蛛疮"者。杨德全教授认为疼痛的病机分为不通则痛和不荣则痛。临床上带状疱疹后遗神经痛患者多为年老体弱者，脏腑机能衰退，正虚无以荣养机体、温养经脉从而发为不荣之痛。不通则痛则分别有"毒、气、瘀、痰"所致。带状疱疹经治疗后余毒未尽，气虚导致驱邪外出无力，留滞经络，脉络瘀阻，无以蕴养肌肤；情志不遂，肝气不疏，气滞血瘀，不通则痛；嗜食辛辣肥厚之味，内生湿热，炼液为痰，阻滞气机，留滞经络致气血凝滞不畅，以致疼痛缠绵难愈。因此，杨德全教授指出，带状疱疹后遗神经痛与肺、肝、脾、心、肾均有关。正气不足是其发病的内在因素，毒、气、瘀、痰为其病理因素，络脉瘀阻、血脉不荣为基本病机。治则多强调扶正解毒，通络止痛，以通络止痛汤化裁。

一、通络止痛汤

〔组成〕炮山甲粉（冲服）4g（用土鳖虫10g代），桃仁（捣碎）10g，红花15g，川芎10g，赤芍15g，白芍15g，醋延胡索40g，徐长卿（后下）10g，蒲黄（包煎）10g，五灵脂（包煎）10g，贯众15g，灵芝20g，瓜蒌皮15g，丝瓜络10g，透骨草15g，生甘草6g。

〔煎服法〕水煎20分钟，徐长卿后下熬5分钟，每剂煎3遍，混匀，饭前温服，每日3次。

〔加减〕偏于头面、胸部者，加桔梗10g，载药上行，直达病所；偏于腰腹者，加川牛膝15g，引药下行；口干，小便黄，苔黄腻者，加豆蔻（后下）10g，佩兰（后下）10g，薏苡仁20g，清化湿热；患部灼热者加丹皮15g，丹参30g，清热凉血；乏力体倦者，加炙黄芪30g，党参15g，焦白术15g，益气健脾；精神焦虑，失眠者，加炒酸枣仁30g，夜交藤30g，养心安神；顽固性疼痛者，加全蝎6g，蜈蚣2条，通络止痛。

〔功效〕活血祛瘀，通络止痛，扶正解毒。

〔主治〕带状疱疹后遗神经痛。

〔方解〕炮穿山甲粉（土鳖虫代）善入络搜毒，通络止痛；桃仁、红花、川芎、赤芍、白芍，取桃红四物汤意以化瘀止痛，养血活血；其中白芍和甘草合用，即为芍药甘草汤，加强缓急止痛；延胡索、徐长卿、透骨草，是杨德全教授常用的止痛药组，善通行十二经络以加强行气止痛之力，延胡索行气止痛，既能行血中之气，又能行气中之血；徐长卿除湿、止痛、解毒；透骨草具有引药透入经络、血脉，而活血、止痛的特点；蒲黄、五灵脂为失笑散，善化瘀止痛；贯众清热解毒，抗病毒；瓜蒌皮、丝瓜络宽胸理气，化痰通络；杨教授扶正喜用灵芝，既能益气补虚，增强免疫功能，又能补肺化痰，养心安神，一药多用；甘草调药和中。全方共呈活血化瘀，通络止痛，扶正解毒之功，使瘀毒得化，气血得通，疼痛得除。

二、病案举例

病例1：王某，男，69岁，2020年8月19日初诊。

患者于 6 个月左胸背部患蛇串疮，皮损好转后一直感局部灼热刺痛，伴口干口苦，口臭。多处诊疗予以中药、西药口服及外用药拭擦效差，故来就诊。既往有高血压病史。查体：局部皮损好转，局部可见点片状黄褐色色素沉着，无疱疹、脱屑、结痂、红肿，触痛不明显，饮食、二便、睡眠尚可，舌淡，苔水滑，脉缓。

中医诊断：蛇串疮后遗神经痛。

辨证：气滞血瘀证。

治法：理气活血，通络止痛。

处方：通络止痛汤加减。

药用：土鳖虫 10g，桃仁（捣碎）10g，红花 10g，川芎 10g，赤芍 15g，白芍 15g，丹参 30g，牡丹皮 15g，桔梗 10g，醋延胡索 40g，徐长卿（后下）10g，透骨草 15g，蒲黄（包煎）10g，五灵脂（包煎）10g，贯众 15g，瓜蒌皮 15g，丝瓜络 10g，灵芝 20g，生甘草 6g。5 剂，每日 1 剂，水煎温服，每日 3 次。

二诊：9 月 13 日，药后诸症明显缓解，局部灼热感减轻，遵循效不更方的原则，再进 5 剂。

三诊：10 月 9 日，患者服 10 剂药后，疼痛症状基本消失，口干仍较明显，故加天花粉 20g 生津止渴，加郁金 20g，既能活血止痛，又能疏肝行气。另诉夜尿多、尿不尽，故在二诊方基础上加金樱子 20g，桑螵蛸 10g，固涩小便，建议再进 5 剂，以巩固疗效，并嘱其饮食清淡，忌海腥发物。

病例 2：陈某某，女，73 岁，2023 年 2 月 19 日初诊。

患者 3 个月前胁痛，经多家医院检查，诊断为带状疱疹后遗神经痛。刻诊：右胁肋疼痛灼热伴发痒，夜间口干，便秘，舌淡红，苔黄腻，脉弦缓。

中医诊断：蛇串疮后遗神经痛。

辨证：瘀血阻络夹湿热证。

治法：解毒凉血，通络活血，扶正止痛。

处方：通络止痛汤加减。

药用：土鳖虫 10g，延胡索 30g，徐长卿（后下）10g，透骨草 15g，牡丹皮 15g，丹参 30g，赤芍 10g，白芍 10g，桃仁 10g，豆蔻（后下）10g，鸡内金 10g，刺蒺藜 15g，佩兰（后下）10g，薏苡仁 20g，红花 10g，川芎 10g，绵马贯众 15g，灵芝 20g，生甘草 10g。5 剂，水煎饭后温服，日 3 次。

二诊：3 月 5 日，患者自诉药后症状好转，但仍有疼痛感，故继续服用 5 剂。

三诊：3 月 19 日，药后疼痛进一步好转，故再进 5 剂。

四诊：4月2日，药后黄腻苔转为薄黄苔，疼痛基本消失，防止复发，故去掉佩兰、薏苡仁、绵马贯众，续进5剂。随访至今未复发。

辛苍蝉蜕散治过敏性鼻炎

过敏性鼻炎，亦称变应性鼻炎，是临床常见病、难治病。以鼻痒、鼻塞、打喷嚏、流清涕、鼻黏膜苍白水肿为特征，病情反复、迁延不愈。近年来，因空气污染的加重，过敏性鼻炎的患病率逐年上升，极大地影响了患者的生活质量。可出现心情焦躁，睡眠障碍，记忆力下降，甚至可引起心理障碍。如果不及时治疗还易引发哮喘、鼻窦炎、鼻息肉、结膜炎等一系列疾病。西医学一般以药物治疗为主，如阿司咪唑、氯雷他定等抗组胺类药和氢化可的松、布地奈德等糖皮质激素药，也有避免接触变应原、免疫疗法、手术疗法等。

中医称过敏性鼻炎为"鼻鼽"，"鼻鼽"首见于《素问·脉解》："所谓客孙脉则头痛鼻鼽。"根据多年的临床经验，杨德全教授认为，过敏性鼻炎是内外因素共同作用的结果。其病位在鼻，肺气通于鼻，《灵枢·本神》谓"肺气虚则鼻塞不利少气"，而且杨教授特别强调肺气虚寒在本病致病的重要性。正如在隋代巢元方在《诸病源候论》中所说："夫津液涕唾，得热即干燥，得冷即流溢不能自收。肺气通于鼻，其脏有冷，冷随气入乘于鼻，故使津液不能自收。"在肺气虚寒的基础上，卫外不固，风邪，或兼夹寒邪、热邪等，侵袭阳位，上犯鼻窍，肺气郁闭，失于宣肃，则鼻塞不通，流清涕。"风盛则痒"，鼻窍内正邪相争，则见鼻痒、喷嚏频作。同时外邪入侵，日久易郁而化热生风，如刘完素在《素问玄机原病式》中曰："或言鼽为肺寒者，误也，彼但见鼽、涕、鼻塞，冒寒则甚，遂以为然，岂知寒伤皮毛，则腠理致密，热极怫郁，而病愈甚也。"此外，过敏性鼻炎一般病程较长，反复发作，久病多瘀，故一般夹有瘀血。因此，杨教授指出过敏性鼻炎的病机以肺气虚寒为本，风、热、瘀为标，多为虚实夹杂、寒热错杂之证，以辛苍蝉蜕散化裁治疗。

一、辛苍蝉蜕散

[组成]辛夷（包煎）15g，苍耳子15g，白芷15g，蝉蜕10g，乌梅20g，银花15g，连翘15g，益母草20g，徐长卿（后下）10g，桔梗10g，丹参20g，炙黄芪30g，焦白术15g，灵芝20g，防风6g，甘草6g。

[煎服法]水煎20分钟，徐长卿后下熬5分钟，每剂煎3遍，混匀，饭前温服，每日3次。

［加减］鼻痒甚者，加僵蚕 10g，祛风止痒；鼻流清涕多者，加干姜 10g，细辛 6g，五味子 10g，诃子 15g，温肺散寒，收敛固涩；兼有鼻干者，加麦冬 15g，沙参 15g，石斛 15g，养阴润燥；背心冷者，去银花、连翘、丹参，加细辛 6g，干姜 10g，川芎 10g，温肺散寒，温经活血；鼻涕黄稠夹血丝者，加黄芩 15g，白茅根 20g，清泻肺热，凉血止血；兼有咳嗽哮喘者，加紫菀 15g，款冬花 15g，杏仁 10g，枇杷叶 15g，止咳平喘；血瘀兼寒象者，加桃仁 10g，红花 10g，川芎 10g，活血通络。

［功效］宣通鼻窍，清热活血，扶正祛风。

［主治］过敏性鼻炎。

［方解］本方以《济生方·鼻门》苍耳子散为基本方，苍耳子散为中医鼻科经典方剂，其中辛夷、苍耳子为鼻科要药，共为君，二者并走于上，能使清阳上升巅顶，增强通窍散寒之力。白芷祛风解表、散寒止痛、除湿通窍；蝉蜕甘寒，宣散风热而能祛风止痒，药理研究有抑制变态反应作用；银花、连翘辛凉，疏散风热；徐长卿辛温味微苦，祛风止痒，脱敏效果好；丹参清热凉血，活血散瘀；桔梗载药上行，直达病所。过敏性鼻炎总属正气不足，卫表不固而发病，因此在祛风散邪基础上，杨德全教授喜用玉屏风散加灵芝顾护正气。重用黄芪益气固表、补肺健脾、祛风实卫；白术健脾益气，脾胃之气得固，卫表之气方有生化之源；配防风走表，散风邪，上清头目七窍，具有固表而不致留邪、祛邪而不致伤正的特点，配伍灵芝，加强养肺益气的功效，增强免疫功能。全方寒热并用，散中寓补，补散兼施，共奏祛风通窍，脱敏除痒之功。

二、病案举例

病例 1：司某，女，47 岁，2020 年 12 月 6 日初诊。

患者 5 年前因夏季长期处于空调房间后出现晨起流涕，鼻痒，打喷嚏，反复发作，每次复发后吃氯苯那敏或氯雷他定后缓解，3 天前因受凉后上述症状加重，故来就诊。刻诊：鼻痒，打喷嚏，流清涕，晨起为重，恶风，舌红苔薄黄，脉浮缓。检查：鼻黏膜充血。

中医诊断：鼻鼽。

辨证：气虚兼风热证。

治法：益气固表，祛风清热通窍。

处方：辛苍蝉蜕散加减。

药用：辛夷（包煎）15g，苍耳 15g，白芷 15g，益母草 30g，乌梅 20g，蝉蜕 10g，桔梗 10g，丹参 20g，徐长卿（后下）10g，黄芪 30g，防风 6g，白术

15g，菌灵芝 20g，金银花 15g，连翘 15g，菊花 10g，生甘草 6g。7 剂，每日 1 剂，水煎温服，每日 3 次。

二诊：12 月 12 日，药后仍有恶风，余较前明显缓解，考虑肺卫气虚，营卫不和，故加桂枝 10g，白芍 10g，调和营卫。5 剂。

三诊：12 月 17 日，患者服 5 剂后，症状完全消失，建议再服 5 剂，以巩固疗效，并嘱其调摄寒温，避免感冒。

病例 2：蒋某，男，40 岁，2005 年 9 月 6 日初诊。

患者有过敏性鼻炎 3 年，经多家医院中西医治疗效果较差。刻诊：流清涕，鼻孔发痒，喷嚏，以晨间为甚，汗多，易感冒，背心冷，纳呆体倦，舌淡苔白，脉缓弱。

中医诊断：鼻鼽。

辨证：肺脾气虚，寒瘀阻窍证。

治法：宣通鼻窍，温经散寒

处方：辛苍蝉蜕散加减。

药用：辛夷（包煎）15g，苍耳子 15g，白芷 15g，蝉蜕 10g，乌梅 20g，细辛 6g，干姜 10g，益母草 20g，徐长卿（后下）10g，桔梗 10g，川芎 10g，炙黄芪 30g，焦白术 15g，灵芝 20g，防风 6g，甘草 6g。5 剂，每日 1 剂，水煎温服，每日 3 次。

二诊：9 月 15 日，药后诸症减轻，但觉怕冷。上方加淫羊藿 15g，增强温阳之力。续进 10 剂。

三诊：10 月 8 日，患者服完 15 剂药后，临床症状全消。建议二诊方再服 10 剂，以巩固疗效。随访 3 年未复发。

连梅石斛饮治复发性口疮、扁平苔藓

复发性口腔溃疡俗称口疮，是一种常见的口腔黏膜损伤疾病，口腔舌头任何部位都是口腔溃疡的好发部位，严重的口腔溃疡愈合困难，反复发作，剧烈疼痛给患者的生活造成极大的困扰。引起口腔溃疡的原因复杂多样，与遗传因素、精神因素、饮食、生活环境、免疫功能等有关。本病多发生在唇、舌及颊部等较柔软的部位，口腔黏膜上反复发作的大小不一的圆形或椭圆形溃疡，溃疡表面覆盖假膜，可呈白色或周围有红晕，中央凹陷，疼痛明显。目前并无针对口腔溃疡的特效治疗药物，常采用维生素 C、维生素 B$_1$ 或者口疮局部外用药，以减轻疼痛、促进溃疡创面愈合等对症治疗为主。

扁平苔藓是慢性炎症性皮肤病，可引起皮肤、头发、口腔、指甲和黏膜肿胀。口腔扁平苔藓多见于中年妇女，易复发，无传染性。目前病因尚不清楚，可能与免疫力低下、精神状态不好、感染、内分泌失调、遗传等因素有关。多表现为花边状的白色斑块伴有疼痛性溃疡。长期不愈或有糜烂者，有发生癌变的可能，应引起高度重视。其治疗方式主要有内服或外用糖皮质激素、维A酸类、免疫抑制剂、抗真菌药物等治疗。

口腔溃疡属于中医学中"口疮""口糜"等范畴。扁平苔藓属于中医学"紫白癜风""干癣"范畴。杨德全教授认为，复发性口腔溃疡和扁平苔藓的病因与"火"有着极为密切的关系。而火热之邪又分实火或虚火。若过食辛辣肥腻，或嗜酒醇甘，或外邪传内化热，或工作压力大，或思虑过度，阻碍脾胃的运化功能，脾胃气机不畅，郁久化热，此为实火。若生活不规律，少寐失眠，或劳累过度，暗耗营阴，以致肝肾阴虚，相火妄动，此为虚火。实火虚火灼伤脉络而发病。此外，瘀血也是发病的关键因素。"血与火原一家"，火热之邪耗伤气阴，气阴两虚则血必凝滞。因此，杨教授主张以"火、瘀"为纲，以"虚、实"为目，与脾、胃、肝、肾、心均有关，用连梅石斛饮化裁治疗，清胃泻火、滋补肾阴，清补并进、虚实兼顾。

一、连梅石斛饮

［组成］连翘15g，乌梅20g，知母15g，生地15g，麦冬15g，山药15g，石斛15g，天花粉15g，黄连6g，灵芝20g，丹皮15g，赤芍15g，丹参30g，川牛膝15g，生甘草6g。

［煎服法］水煎25分钟，每剂煎3遍，混匀，饭前温服，每日3次。

［加减］苔黄腻者去生地，加白豆蔻10g（后下），佩兰10g（后下），薏苡仁20g，以清化湿热；便溏纳呆者，加茯苓15g，焦白术15g，鸡内金10g，健脾开胃。

［功效］滋阴清热，解毒敛疮，扶正祛邪。

［主治］复发性口腔溃疡，口腔扁平苔藓。

［方解］方中连翘清热解毒，为"疮家圣药"，经药理研究证实，能治疗"口腔溃疡"；乌梅味酸生津，去腐生肌敛疮，与连翘同为君药。杨德全教授以玉女煎为基本方，去掉大寒的石膏，避免伤中败胃，并将滋腻碍胃、助湿生热的熟地黄，以滋补肝肾之阴、清热凉血的生地黄替代。《温热经纬》言："若留得一分津液，便有一分生机"，因此，杨教授还常配伍知母、麦冬、山药、石斛、天花

粉等益气养阴生津之品；但太过养阴，又恐脾胃湿阻缠绵难去，故加入黄连清热燥湿；丹参、丹皮、赤芍性寒，能入血分，清热凉血，散血瘀结聚；灵芝益气扶正，增强免疫功能；川牛膝引热下行；甘草调和诸药。全方合用，共成滋阴清热，解毒敛疮，扶正祛邪之方。

二、病案举例

病例 1：杨某，女，69 岁，2018 年 12 月 6 日初诊。

患者舌体疼痛半月，说话，吃饭加重，曾服维生素 B_2 及中药未见明显好转，故来就诊。刻诊：患者舌体疼痛，舌边有溃疡，口干，舌红少苔，脉细数。

中医诊断：口疮。

辨证：阴虚胃热证。

治法：滋阴清热。

处方：连梅石斛饮加减。

药用：连翘 15g，乌梅 15g，生地 15g，知母 15g，川牛膝 15g，麦冬 15g，黄连 6g，丹皮 15g，丹参 30g，赤芍 15g，石斛 15g，山药 15g，天花粉 20g，生甘草 6g。3 剂，每日 1 剂，水煎温服，每日 3 次。

二诊：12 月 9 日，药后诸症大减，诉颈肩不适，头昏，故上方加"颈三味"之葛根 15g，姜黄 15g，威灵仙 15g，以及蔓荆子 20g，舒筋活血，清利头目。3 剂。

三诊：12 月 13 日，患者药后症状完全消失，建议再服 4 剂，以巩固疗效，并嘱其清淡饮食，多吃蔬菜水果，起居有常，适度运动，增强体质。

病例 2：杨某，女，39 岁，2017 年 2 月 15 日初诊。

患者因口腔两颊糜烂疼痛，辗转多家医院检查治疗，均诊断为口腔扁平苔藓，中、西医治疗无效。刻诊：口腔两颊有白色糜烂、疼痛，严重影响饮食生活，苦不堪言，易感冒，口干口臭，大便干结，纳可，尿黄，舌红苔花剥，脉细数。

中医诊断：口疮。

辨证：阴虚胃热。

治法：滋阴清热。

处方：连梅石斛饮加减。

药用：连翘 15g，乌梅 20g，知母 15g，生地 15g，麦冬 15g，山药 15g，石斛 20g，天花粉 15g，灵芝 20g，丹皮 15g，赤芍 15g，黄连 6g，丹参 30g，川牛

膝 15g，生甘草 6g。5 剂，每日 1 剂，水煎温服，每日 3 次。

二诊：2 月 25 日，药后病情减轻，糜烂面减小，稍有疼痛，花剥苔好转。遵循效不更方的原则，上方再进 10 剂。

三诊：3 月 10 日，服 10 剂药后，临床症状全消，为了防止复发，建议续进 10 剂，巩固疗效。嘱其饮食清淡，多吃蔬菜水果，适度锻炼。随访 3 年未复发。

玄麦射干马勃散治疗慢性咽炎

慢性咽炎为咽部黏膜、黏膜下及淋巴组织的慢性弥漫性炎症，常为上呼吸道炎症的一部分。其临床主要表现为咽部的干、热、痒、痛、异物感。咽后壁常有较黏稠的分泌物附着在黏膜上，严重者伴有疼痛、充血。西医学一般将其分为慢性单纯性咽炎、慢性肥厚性咽炎、慢性干燥性咽炎三大类。目前西医临床主要以糖皮质激素和抗生素进行抗炎及抗菌治疗为主。

慢性咽炎属中医"慢喉痹""虚火喉痹"等范畴。张从正曰："咽喉诸病一言了之火也。"杨德全教授认为，嗜食辛辣炙煿，或长期吸烟，或起居失常、熬夜过度，易耗伤肺肾之阴。咽喉下通于肺，肺阴不足则不能濡养咽喉；肾阴为五脏六腑阴液之本，肾阴虚则虚火不受制约、上炎于咽喉，咽喉既失润养，又被虚火伤灼，故致喉痹。正如《景岳全书》曰："阴虚喉痹……但察其过于酒色，或素禀阴气不足，多倦少力者，是皆肾阴亏损，水不制火而然。"总之，杨德全教授指出，慢性咽炎基本病机为肺肾阴虚，虚火上炎，以玄麦射干马勃散滋阴润燥，清热利咽。

一、玄麦射干马勃散

［组成］玄参 15g，麦冬 15g，射干 15g，马勃 10g，木蝴蝶 10g，桔梗 10g，丹参 20g，天花粉 15g，蝉蜕 10g，生甘草 6g。

［煎服法］水煎 25 分钟，每剂煎 3 遍，混匀，饭前温服，每日 3 次。

［加减］舌苔黄腻，脉滑数者，加黄连 6g，佩兰（后下）10g，清热祛湿；大便干结者，加火麻仁 15g，桃仁 10g，润肠通便；反酸明显者，加海螵蛸 15g，煅瓦楞子（先煎）30g，和胃制酸；咳嗽痰黏者，可加紫菀 15g，款冬花 15g，化痰利咽；胃胀、嗳气明显者，加砂仁（后下）6g，木香（后下）10g，化湿行气。

［功效］滋阴润燥，泻火解毒，清热利咽。

［主治］慢性咽炎。

[方解] 方中玄参滋补肾阴，为治咽喉病患虚火上炎要药，故《丹溪心法·缠喉风喉痹六十五》曰："阴虚火炎上，必用玄参。"麦冬滋补肺阴，两药协同为用，金水相生，增强滋阴降火、清利咽喉之功；天花粉滋阴润燥、生津止渴；射干清热解毒，消痰利咽，马勃清热解毒、解郁散热而利咽喉，二者皆为治咽喉之专药，为常用药对，配伍使用并走上焦，清热解毒、清利咽喉的作用增强；蝉蜕疏散风热、祛风止痒，利咽；木蝴蝶清肺利咽，疏肝和胃；桔梗开宣肺气、化痰利咽，又可载药直奔咽喉；生甘草泻火解毒、祛痰止咳；桔梗、甘草合用即是《伤寒论》桔梗汤，用于治疗"少阴病二三日，咽痛者"，也是治疗咽喉病的一张良方；久病多瘀，故配丹参活血化瘀。全方具有滋阴润燥、泻火解毒、清热利咽之功。

二、病案举例

病例 1：张某，男，32 岁，2020 年 12 月 6 日初诊。

主诉：患者咽痛 3 年余，加重 2 天。患者 3 年前无明显诱因出现咽部疼痛，伴口干，无发热，无咳嗽，经口服西药后缓解。此后反复发作，曾做喉镜检查，提示：慢性喉炎。2 天前因感冒后咽痛加重，伴口干，故来就诊。刻诊：患者咽痛，口干，舌红苔黄有瘀斑，脉数。查体：咽部充血，咽喉壁淋巴滤泡增生。

中医诊断：慢喉痹。

辨证：虚火灼咽证。

治法：养阴清热，解毒利咽。

处方：玄麦射干马勃散加减。

药用：玄参 15g，麦冬 15g，桔梗 10g，射干 15g，马勃 10g，木蝴蝶 10g，天花粉 15g，丹参 20g，赤芍 15g，葛根 15g，山药 15g，生甘草 6g，连翘 15g。5 剂，每日 1 剂，水煎温服，每日 3 次。

二诊：2020 年 12 月 13 日，药后咽部疼痛消失，口干减轻，加大天花粉用量至 20g，继续服用 7 剂以巩固疗效。嘱患者戒烟，饮食清淡，少吃辛辣刺激食物。

病例 2：刘某，男，30 岁，2019 年 12 月 1 日就诊。

慢性咽炎病史 5 年。刻下症见：咽干口燥、咯痰黏稠，偶有咽痛，二便正常，舌红少津，脉细数。

中医诊断：慢喉痹。

辨证：虚火咽燥证。

治法：滋阴清热，润燥利咽。

处方：玄麦射干马勃汤加减。

药用：玄参 15g，麦冬 15g，桔梗 10g，射干 15g，马勃 10g，木蝴蝶 10g，天花粉 15g，石斛 15g，丹参 20g，焦白术 20g，鸡内金 10g，甘草 6g。5 剂，每日 1 剂，水煎温服，每日 3 次。

二诊：2019 年 12 月 8 日，患者诉痰液较前易咯出，口干较前缓解，继续予以 5 剂。

三诊：2019 年 12 月 20 日，患者上述症状消失，建议续进 5 剂巩固，嘱其清淡饮食。

山甲通窍汤治神经性耳鸣

神经性耳鸣又称感音神经性耳鸣，是最主要的一种耳源性耳鸣。耳鸣是耳鼻喉科常见的临床难题之一，且发病率较高。神经性耳鸣是患者的一种自觉症状，没有任何外界声源或刺激的条件下，仍可感觉到声音。主要表现是感到杂乱无章、无具体内容的声音，同时可伴有听力减退。若未能有效控制病情，将会影响患者的生活质量和心理状态，随后还会出现眩晕或听力丧失。目前，西医认为神经性耳鸣难以治愈。治疗可分病因治疗和控制病情两个方面，前者是找到明确的病因进行对症治疗，达到缓解耳鸣的效果；后者是在病因不明的情况下，根据患者的个体情况采取恰当的方式控制病情的严重程度。

中医认为，神经性耳鸣属中医"耳鸣耳聋"范围，多由风热、湿热、痰浊、瘀血、脾肾亏虚，导致外邪闭阻清窍，或清窍失养。杨德全教授创立的山甲通窍汤所治的耳鸣耳聋，多为外伤或久病导致，外伤必瘀，而"久病入络"，久病多瘀，均为瘀血阻滞清窍而成。杨教授主张活血化瘀通络，以山甲通窍汤化裁治疗。

一、山甲通窍汤

［组成］炮山甲粉（冲服）4g（用土鳖虫 10g 代），三棱 15g，莪术 15g，全蝎 6g，蜈蚣 2 条，桃仁（捣碎）10g，红花 10g，川芎 10g，赤芍 15g，桔梗 10g，远志 10g，石菖蒲 20g，郁金 20g，甘草 6g。

［煎服法］水煎 25 分钟，每剂煎 3 遍，混匀，饭前温服，每日 3 次。

［加减］有肾虚腰膝酸软，头晕者，加杜仲 20g，桑寄生 20g，续断 15g，磁石（先煎）30g，以补肾聪耳；眠差者，加炒枣仁 30g，首乌藤 30g，养心安

神；手足心热，潮热盗汗者，加知母 10g，黄柏 15g，清退虚热；耳内发痒者，加蝉蜕 10g。

［功效］活血化瘀，通络开窍。

［主治］神经性耳鸣，脑鸣。

［方解］方中炮山甲（土鳖虫）性善走窜，破血逐瘀通络为君药，正如《医学衷中参西录》所言："穿山甲，气腥而窜，其走窜之性，无微不至，故能宣通脏腑，贯彻经络，透达关窍，凡血凝血聚为病，皆能开之。"三棱、莪术、全蝎、蜈蚣、桃仁、红花、赤芍、川芎活血祛瘀通络为臣药；佐以桔梗载药上行，直达病所；石菖蒲、远志、郁金开窍；甘草调药和中为使药。全方配伍，共奏活血化瘀，通络开窍之功。

二、病案举例

病例 1：刘某，女，17 岁，2016 年 6 月 11 日初诊。

3 个月前因教育孩子，父女发生争执，父亲打了女儿左耳一耳光，当时有少许出血，而后出现耳鸣，检查诊断为神经性耳鸣，服药治疗无效。刻诊：左耳如蝉鸣，右耳正常，睡眠欠佳，饮食、二便正常，口干，舌淡红，苔薄黄，脉细涩。

中医诊断：耳鸣耳聋。

辨证：瘀血阻窍证。

治法：活血化瘀，通络开窍。

处方：山甲通窍汤加减。

药用：炮山甲粉（冲服）4g，三棱 15g，莪术 15g，全蝎 6g，蜈蚣 2 条，桃仁 10g（捣碎），红花 10g，川芎 10g，赤芍 15g，桔梗 10g，远志 10g，石菖蒲 20g，郁金 20g，天花粉 15g，甘草 6g。3 剂，每日 1 剂，水煎温服，每日 3 次。

二诊：6 月 15 日，患者服药后病情好转，耳鸣有所减轻，唯睡眠不好。上方加炒枣仁 20g，首乌藤 30g，合欢皮 15g，以解郁安神。3 剂。

三诊：6 月 18 日，药后患者自我感觉"耳内有一物掉出来"，从此耳鸣消失。再进 3 剂，以资巩固，嘱患者加强性格修养，保持乐观情绪，做到心胸豁达开朗。

病例 2：张某，男，22 岁，2017 年 9 月 21 日初诊。

患者在半年前一次打篮球中，球没接稳，打在头部，之后耳鸣如蝉，夜间为甚，通过多家医院检查，诊断为神经性耳鸣，用中、西药物治疗无效。刻诊：

患者耳鸣，夜间为甚，影响睡眠和学习，手足心热，夜寐盗汗，口咽干燥，舌红少苔有瘀点，脉细数。

中医诊断：耳鸣耳聋。

辨证：瘀血阻窍，兼阴虚内热证。

治法：活血通窍，滋阴清热。

处方：山甲通窍汤加减。

药用：炮山甲粉（冲服）4g，三棱15g，莪术15g，全蝎6g，蜈蚣2条，桃仁（捣碎）10g，红花10g，川芎10g，赤芍15g，桔梗10g，远志10g，石菖蒲20g，郁金20g，知母15g，黄柏15g，生地15g，炒枣仁20g，首乌藤30g，甘草6g。5剂，每日1剂，水煎温服，每日3次。

二诊：9月28日，患者服药后，耳鸣减轻，手足心热、口咽干燥，盗汗消失，睡眠好转。上方去生地、知母、黄柏，再进5剂。嘱饮食清淡，及辛辣燥火之物。随访半年，耳鸣未发。

加味知柏地黄汤治牙痛

牙痛是指牙齿邻近区域的疼痛，可由冷热酸甜等刺激而发作或加重的一种症状，并非一种独立性疾病。牙痛会引起面部肿痛、咀嚼困难、头痛和烦躁易怒等其他症状。临床上治疗伴有疼痛的口腔疾病一般应用抗生素结合镇痛剂，必要时进行专科口腔治疗。

牙痛又称为"齿痛"，中医学中当属"牙宣""牙疳"以及"骨槽风"等范畴。杨德全教授认为，牙痛根本发病机理为阳明脉虚、虫食牙齿及风冷所伤导致。本病病位在齿，有虚证和实证之分：发作急骤，牙痛剧烈，牙龈红肿，喜凉恶热者为风火外袭；牙痛剧烈，牙龈红肿甚至出血，遇热更甚者为胃火炽盛；牙齿隐隐作痛，夜间为甚，齿龈微肿，牙齿松动，齿摇不坚，腰膝酸软，手足心热，盗汗，口干不欲饮，舌红少苔，脉细数者为虚火上炎。杨教授通过临床观察发现肾阴虚火旺引起牙痛者居多，常用加味知柏地黄汤治疗顽固性牙痛，效果显著。

一、加味知柏地黄汤

[组成] 知母15g，黄柏15g，生地黄15g，山药15g，山茱萸15g，牡丹皮15g，川牛膝15g，茯苓15g，泽泻15g，乌梅15g，女贞子15g，墨旱莲15g。

[煎服法] 水煎25分钟，每剂煎3遍，混匀，饭前温服，每日3次。

［加减］若口干，夜间为甚者，加天花粉15g，赤芍15g，丹参20g，清热凉血活血，生津止渴；盗汗重者，加白薇15g，煅牡蛎30g，清退虚热，收敛止汗；腰膝酸软者，加"肾四味"补肾强筋骨；药后腹泻者，加炒白术15g，炮姜10g，健脾温中。

［功效］滋阴补肾，清退虚热。

［主治］牙痛阴虚火旺型。

［方解］本方以知柏地黄汤为基本方，将熟地黄易生地黄，且重用生地黄以清热凉血、润燥生津，因其能凉心火之血热，又可以泻脾土之湿热，为君药。山茱萸滋养肝肾，并能涩精；山药补益脾阴，涩精固肾，补后天以充先天，共为臣药。佐以泽泻功能利湿而泄肾浊，清湿热；牡丹皮清泻虚热，并制约山茱萸的温涩之性；茯苓渗湿健脾，既助泽泻以泻肾浊，又助山药之健运以充养后天，助真阴得复其位，此为"三泻"。乌梅辛酸，杀虫止痛，抗过敏；黄柏、知母滋阴泻火；川牛膝引热下行，女贞子、墨旱莲（二至丸）滋补肝肾。全方在滋肾阴基础上清热泻火，补中有泻，滋而不腻，体现了"壮水之主，以制阳光"，诸药同用而止牙痛。

二、病案举例

病例1：徐某，男，61岁，2013年5月10日初诊。

患者10天前，吃火锅引发牙痛，到多家牙科诊所求医，多种治疗均不见效。刻诊：牙痛以夜间为甚，夜寐不安，齿龈不红肿，牙齿松动，口干咽燥，腰膝酸软，手足心热，盗汗，舌红少苔，脉细数。

中医诊断：牙痛。

辨证：肾阴虚火旺证。

治法：滋阴清热止痛。

处方：加味知柏地黄汤加减。

药用：知母15g，黄柏15g，生地15g，山药15g，山茱萸15g，牡丹皮15g，怀牛膝15g，杜仲20g，续断15g，桑寄生20g，茯苓15g，泽泻15g，乌梅15g，女贞子15g，墨旱莲15g。3剂，每日1剂，水煎温服，每日3次。

二诊：5月14日，服一次药，当晚牙不痛，安然入睡，3剂药服完，临床症状全消。遵循效不更方的原则，再进3剂，以资巩固。嘱其饮食清淡，忌辛辣燥热之物。随访至今未复发。

病例2：李某，男，63岁，2017年4月14日初诊。

患者素体阴虚内热，加之嗜食辛辣、经常饮酒。7 天前患者与朋友聚会，开怀畅饮，第二天牙龈疼痛，到牙科检查，医生建议拔牙，患者畏惧，故来求诊中医。刻诊：患者牙痛，下午、夜间为甚，牙齿松动，齿摇不坚，手足心热，腰酸脚软，耳鸣，口干，小便黄，舌红少苔，脉细数。

中医诊断：牙痛。

辨证：肾阴虚火旺证。

治法：滋阴补肾，清热降火。

处方：加味知柏地黄汤加减。

药用：知母 15g，黄柏 15g，生地 15g，山药 15g，山茱萸 15g，牡丹皮 15g，川牛膝 15g，茯苓 15g，泽泻 15g，乌梅 15g，女贞子 15g，墨旱莲 15g，磁石（先煎）30g。3 剂，饭前温服，每日 1 剂，分 3 次。

二诊：4 月 18 日，服完 3 剂药，牙已不痛，其他症状好转。上方去川牛膝，加杜仲 20g，续断 15g，桑寄生 20g，怀牛膝 20g（肾四味），补肾强筋骨。3 剂。

三诊：4 月 22 日，药后诸症消失，嘱其饮食清淡，忌酒及辛辣燥火之物。随访 3 年未复发。

乌梅蜀椒汤治龋齿

龋病是在以细菌为主的多种因素影响下，牙体组织发生慢性进行性破坏的一种疾病。龋病给人体造成的危害很大，特别是病变向牙体深部发展后，能够引起牙髓病、根尖周病等一系列并发症，严重影响全身健康。除此之外，龋病及其并发症还可作为病灶，引起远隔脏器疾病。西医学针对龋齿的不同类型，有多种治疗方式，如应用化学疗法来终止或消除病变、再矿化治疗、修复性治疗等。

龋病归属于中医学"虫牙"等范畴，龋又被称为"虫蚀牙齿""蛀牙""蛀胂""胂牙"和"齿胂"等。杨德全教授认为，"齿为骨之余""肾主骨"，足阳明胃经络于龈中，故齿与肾、胃关系密切。龋齿多由于平素饮食不节、劳倦损伤，导致手足阳明经虚，齿髓不固，牙虫夹风热之邪乘机犯齿，龋蚀牙齿形成本病。治疗原则为杀虫止痛，用乌梅蜀椒汤治疗效佳。

一、乌梅蜀椒汤

［组成］乌梅 10g，蜀椒 6g，黄连 5g，苦参 8g，细辛 3g，白芷 6g。

［煎服法］水煎 10 分钟，每剂煎 3 遍，混匀，含漱 3~5 分钟，然后咽下，

每日 3 次。

［功效］疏风散寒，泻火解毒，杀虫止痛。

［主治］龋齿（虫牙）。

［方解］本方重用味酸之乌梅以杀虫止痛，抗过敏，是为君药。正如《本草新编》所言："乌梅味酸，气平，可升可降，阳也，无毒……收敛肝气，止血痢，安虫痛。"臣以味辛性温之蜀椒，两药合用增强杀虫止痛之功。佐以味苦性寒之黄连、苦参泻火解毒，《本草正义》："黄连大苦大寒，苦燥湿，寒胜热，能泄降一切有余之湿火，而心、脾、肝、肾之热，胆、胃、大小肠之火，无不治之。"《滇南本草》："苦参，味苦，性大寒。凉血，解热毒。消风，消肿毒，消痰毒。"细辛、白芷性味皆为辛温，两味药疏风散寒、通窍止痛又载药上行，直达牙齿而止痛，是为使药。全方配合疏风散寒、泻火解毒、杀虫止痛，寒热并用，专攻龋齿疼痛。

二、病案举例

病例 1：吴某，男，65 岁。2015 年 10 月 13 日诊。

患者 7 天前因吃酸辣粉从而引发牙痛，自服消炎药上述症状未见明显减轻，遂至牙科诊所，经相关检查诊断为龋齿，牙医建议拔牙，患者心生畏惧，故来我院中医科就诊。刻诊：左侧第三磨牙上有一黑洞，牙痛剧烈难忍，遇冷热酸甜牙痛加重，口干苦，舌红苔黄，脉数。

中医诊断：虫牙。

辨证：湿热蕴蒸证。

治法：清热杀虫止痛。

处方：乌梅蜀椒汤加减。

药用：乌梅 10g，蜀椒 6g，黄连 5g，苦参 8g，细辛 3g，白芷 6g。1 剂，煎 10 分钟，含漱 3~5 分钟，然后咽下，日 3 次。

二诊：10 月 14 日，患者服完 1 剂，诉牙痛好转。为巩固疗效，再进 1 剂。嘱患者避风寒、畅情志、慎起居，饮食清淡，少吃冷热酸甜等刺激性食物。随访至今未复发。

病例 2：向某，女，23 岁，2018 年 3 月 2 日初诊。

患者素来喜食甜食，5 天前牙痛，到某医院口腔科经检查，诊断为龋齿，建议手术治疗，病人因畏惧而拒绝行手术治疗，今为求进一步治疗，遂来我院中医科就诊。刻诊：患者左侧第二磨牙疼痛剧烈，上面有一黑洞，遇冷热酸甜牙痛加重，口干口苦，小便黄，舌红苔黄微腻，脉数。

中医诊断：虫牙。

辨证：湿热蕴蒸证。

治法：清热除湿，杀虫止痛。

处方：乌梅蜀椒汤加减。

药用：乌梅 10g，蜀椒 6g，黄连 5g，苦参 10g，细辛 3g，白芷 10g。1 剂，煎水 10 分钟，温度适宜时含漱 3~5 分钟，然后咽下，日 3 次。

二诊：3 月 4 日，患者含漱 2 天疼痛痊愈。

枯矾血余散治化脓性中耳炎

化脓性中耳炎是指中耳黏膜甚至膜骨骨质的慢性化脓性炎症，常因急性化脓性中耳炎不治疗或治疗不当而转为慢性，以耳部疼痛、鼓膜穿孔、耳内流脓、听力下降等为主要临床表现。慢性化脓性中耳炎多以急性化脓性中耳炎开始，如急性炎症消失后 2~3 个月，仍继续流脓即病变已进入慢性。本病发生的原因主要是急性化脓性中耳炎，失治或治疗不当，而转为慢性。另外与患者抵抗力低下，鼻及鼻腔部疾病诱发有关。西医临床采用抗生素、糖皮质激素等药物治疗。

本病属中医学"脓耳""耳湿"等范畴。《丹溪心法·卷四》曰："热气乘虚入耳，聚热不散，脓汁出，故谓之脓耳。"杨德全教授也认为脓耳多由热所致，但辨证须分虚实。湿热是脓耳实证发病的核心因素，正如《赤水玄珠·卷二十六·耳门》有谓："聤耳者，为水湿之气，久停耳中，与气血搏击，酝为热脓……故曰脓耳。"足厥阴肝经、足少阳胆经皆络于耳。外感湿热，或饮食辛辣厚腻，肝胆湿热冲犯耳窍，腐蚀肌骨，酿生脓液。肾阴亏虚是脓耳虚证的常见病机。《素问·阴阳应象大论》曰"肾主耳……在窍为耳"。耳窍为肾所主，若素体阴虚，或禀赋不足，或劳累过度，肾阴不足，虚火上炎，热结于耳，燔灼气血，腐灼骨肉可致耳内肿痛，耳膜穿孔，流脓不止等。杨教授指出治疗本病时应根据病因，抓住证候特点，分清虚实，以枯矾血余散外用配合内服中药治疗。若有肝胆湿热者，内服龙胆泻肝汤；肾阴虚内热者，用知柏地黄汤，煎水内服，以治其本。

一、枯矾血余散

[组成] 枯矾 10g，血余炭 10g。

〔用法〕共为细末，晚上睡觉前，先用棉球将耳内脓液搅干，后用纸裹筒，将药粉吹入耳中，日1次。

〔功效〕收湿敛疮。

〔主治〕化脓性中耳炎。

〔方解〕枯矾收湿敛疮，血余炭止血消瘀、生肌敛疮，二者伍用，收湿敛疮之力倍增。

二、龙胆泻肝汤加减

〔组成〕龙胆草15g，炒栀子15g，黄芩15g，柴胡15g，生地15g，车前仁（包煎）15g，泽泻15g，通草10g，生甘草6g。

〔煎服法〕水煎25分钟，每剂煎3遍，混匀，饭前温服，每日3次。

〔功效〕清肝泻火。

〔主治〕化脓性中耳炎。

〔方解〕龙胆泻肝汤是清泻肝胆实火之经典方。龙胆草清肝泻火，栀子清泻三焦之火，柴胡疏肝解郁，黄芩清热燥湿、泻火解毒，两药相合，既可疏条肝胆之气机，又能清泻内蕴之湿热，生地黄滋阴清热、凉血止血，车前仁、泽泻、通草通利小便，引热从小便而出，全方清肝泻火，通利小便。

三、知柏地黄汤加减

〔组成〕知母15g，黄柏15g，生地15g，山药15g，山茱萸15g，泽泻15g，茯苓15g，牡丹皮15g，怀牛膝15g，女贞子15g，墨旱莲15g。

〔煎服法〕水煎25分钟，每剂煎3遍，混匀，饭前温服，每日3次。

〔功效〕滋阴清热。

〔主治〕化脓性中耳炎。

〔方解〕方中知母苦寒，清热泻火、滋肾润燥；黄柏清热泻火解毒，生地黄滋阴清热、凉血止血；山茱萸补益肝肾，山药补脾胃、补肾固精；茯苓健脾利湿；女贞子滋养肝肾，墨旱莲益肾养血、凉血止血，二者配伍补肝肾、强筋骨、清虚热、凉血止血之力增强。牡丹皮凉血活血，怀牛膝补益肝肾、引热下行。全方具有滋阴清热的功效。

四、病案分析

病例1：牟某，男，2岁，2004年6月8日诊。

患者15天前感冒发热，体温38.5℃，鼻塞流黄浊涕，轻微咳嗽，到某医院住院治疗,3天后感冒基本痊愈,但右耳红肿疼痛,流脓流水,治疗十多天无效。

刻诊:右耳流脓水,红肿疼痛,手足心热,盗汗,舌红少苔,指纹紫。

中医诊断:脓耳。

辨证:阴虚内热证。

治法:滋阴清热。

处方:外用枯矾血余散,研为极细末,先用棉球将耳内脓液搅干,后用纸裹筒把药粉吹入耳中,日1次,晚上睡觉前用。内服方用知柏地黄汤加减:知母15g,黄柏15g,生地15g,山药15g,山茱萸15g,泽泻15g,茯苓15g,牡丹皮15g,怀牛膝15g,女贞子15g,墨旱莲15g。3剂,水煎饭前温服,日1剂,分3次。外用药2天,内服药3天,完全康复,至今未复发。

病例2:胡某,男,42岁,2005年7月13日诊。

患者吃火锅、饮白酒后,出现左耳红肿疼痛,流脓水5天,曾在外院输液治疗无效,用药不详。现症见:左耳流脓流水,红肿疼痛,口干苦,便秘,小便黄,舌红苔黄腻,脉弦滑数。

中医诊断:脓耳。

辨证:肝胆湿热证。

治法:清肝泻火,清利湿热。

处方:外用枯矾血余散,内服方用龙胆泻肝汤加减。

药用:龙胆草15g,炒栀子15g,黄芩15g,柴胡15g,生地15g,车前仁(包煎)15g,泽泻15g,通草10g,川牛膝15g,白豆蔻(后下)10g,佩兰(后下)10g,薏苡仁20g,生甘草6g。3剂,每日1剂,饭前温服,每日3次。

随访:外用药2天,内服药4天后痊愈,随访至今未复发。

诊余漫话

附子煎法小议

附子是一味常用的温里药，历代本草都认为其有毒，内服需制后久煎，否则易致中毒。余遵前贤所言，凡用附子，必反复叮嘱患者先煎一小时以上。但所获效果极差。如曾治一少阴阴盛阳衰证，身倦畏寒，大汗不止，二便自利，神志时清时昧，舌淡脉微急投以四逆汤。翌日复诊，症情依然如故。余苦苦瞑思，遍查方书，方有所悟，《伤寒论》方后注云："上三味，以水三升，煮取一升，去滓，分温再服。"仲景明示水由三升熬至一升二合，表明时间不长。遂又处以原方二剂，嘱诸药同煎半小时，温服，药后效如桴鼓。此后，余按照《伤寒论》四逆汤的剂量：炙甘草 6g，干姜 4.5g，附子 9g（生用，捣碎），用冷水三升即 240ml，武火煮取一升二合即 96ml（其剂量、容量均按中医院校统编教材《伤寒论选读》古今剂量折算表换算，即一两为 30 克，一升为 80ml）。结果所需时间为 15 分钟，竟然比辛温解表的麻黄汤（45 分钟）、桂枝汤（35 分钟）所煎煮的时间要短得多（计时以水沸算起）。再从现代药理研究看，附子所含有效成分主要是乌头碱、次乌头碱。乌头碱毒性很大，但在沸水中很容易水解为乌头次碱，进一步分解为乌头原碱。乌头次碱毒性为乌头碱的 1/50，乌头原碱为乌头碱的 1/200。因此，临床使用制附片小剂量（15~20g）内服，不需先煎久熬，与他药同煎 30 分钟即可，余经过临床应用，未发现中毒现象，而且疗效较好。当然，大剂量使用时，煎熬时间仍要相应的延长。

现在临床上有不少医者，认为附子煎熬的时间越长毒性越小，越安全，即使是制附子小剂量的使用，也要先煎 1 小时、2 小时、甚至达 3 小时。中药的煎法是一门学问，他与疗效直接相关，应该引起重视。以上乃个人初步实践体会，仅供同道作进一步观察验证。（发表于 1985 年《中医杂志》第 12 期）

山豆根临床中毒 3 例

山豆根属清热解毒药，有广豆根和蝙蝠葛（北豆根）之分，二者均有清热解毒、利咽消肿、抗癌及对乙型肝炎病毒有良好的抑制作用等功效，广泛用于热毒蕴结之咽喉肿痛、牙龈肿痛、早期肺癌、喉癌、膀胱癌、慢性迁延性肝炎、乙型病毒性肝炎等疾病，并得到临床证实，普遍被广大中医临床所习用。但从 2001~2004 年，余在临证中应用山豆根，先后见到有 3 例发生中毒，举 1 例如下。

杨某，女，24岁，2004年9月20日就诊。患慢性乙型病毒性肝炎3年，症见体倦乏力，纳呆，厌油腻，易感冒，口干苦，小便黄，舌红苔黄微腻，脉弦细滑。肝功能检查：血清丙氨酸转氨酶（ALT）73U/L，天门冬氨酸转氨酶（AST）65U/L。乙肝两对半检查诊断为"大三阳"。辨证为肝胆湿热、正虚夹瘀，治宜清肝利胆、活血化瘀、健脾扶正。

处方：茵陈15g，虎杖15g，山豆根10g，赤芍15g，白芍15g，郁金20g，灵芝15g，炙黄芪30g，白术15g，败酱草15g，三七粉8g（冲服），炮山甲粉8g（冲服），莪术15g，焦山楂15g，白豆蔻10g（后下），甘草6g。5剂，水煎服。

复诊：药后食欲好转，厌油消失，诸症均减。遵循效不更方的原则，再进10剂，患者服3剂后突然出现头晕眼花、四肢无力、站立不稳，步履艰难，感觉大脑不能完全支配四肢活动，有轻微恶心。以前曾有2例出现过类似情况，做过一些初步探讨，怀疑是山豆根中毒，嘱立即停药，用补中益气汤加减，药用党参15g，炙黄芪30g，当归10g，陈皮10g，白术15g，升麻6g，柴胡6g，杜仲15g，桑寄生20g，续断15g，怀牛膝15g，炙甘草6g。益气升清，补肾强筋骨，3剂。并配合阿胶补血膏而愈。后将剩余的几剂药捡出山豆根，继续服用，未再出现不良反应。

历代本草学都记载山豆根有毒副作用，但上述中毒现象、中毒时间和解救方法却少有记载或报道，如普通高等教育中医药类规划教材《中药学》说道："本品大苦大寒，过量服用易引起呕吐、腹泻、胸闷、心悸等不良反应。"这里说的是不良反应，不是中毒。不良反应与毒性反应有着根本区别，正如高等医药院校教材《药理学》所说："不良反应是指药物在治疗量时出现与治疗目的无关的作用，一般症状较轻，危害不大。而毒性反应是指用药量过大，时间过长，或机体对某些药物特别敏感所发生的对机体明显损害的反应。"又如《中药研究文献摘要》亦记载："广豆根的临床毒性反应和动物试验：报道某单位为预防感冒煎煮含山豆根的复方给81人服用，服后15分钟开始，陆续有66人发病，主症：头痛、头晕、恶心、呕吐、四肢无力，少数人抽搐、腹痛，个别腹泻，四肢颤抖，心跳加快。广豆根的毒性大于蝙蝠葛（北豆根）。"这里所说的中毒时间出现快，不如上述服8剂药后10天左右才出现。从中医角度分析，所看到的3例均为中青年女性，由于有经、孕、产、乳等生理特点，数伤于血，故阴血偏虚；加之山豆根属大寒大苦之品，能耗气伤血，败损脾肾，使气血更虚，中气不足，清阳不升，气血不能上养头目四肢，故见头晕眼花，四肢无力，步履不稳，甚则瘫痪。所以用补中益气汤加补肾强筋骨药，并配合阿胶补血膏治疗，收到满意疗效。按照西医学观点分析，则是由于长时间服用山豆根导致有毒物质储积中毒，影响中枢神经及循环系统所造成。正如《现代实用本草》上册所说："广豆根的主要化学成分为生物碱，以苦参碱、氧化苦参碱为主，大剂量苦参碱对冷血和温血动物均引起痉挛和麻痹中枢作用，家兔静脉注射可引起畏惧不安，继而出现痉挛抽搐，四肢无力，最后呼吸困难而死亡。"

综上所述，山豆根确有较强的毒副作用，临床应用时不能大剂量（每剂药量不超过10g）或长期服用（连续总量不得超过80g），否则，有可能引起过量中毒或储积中毒。（主要内容发表于《实用中医药杂志》2005年第7期）

重楼降低免疫功能 5 例

俗话说"是药三分毒，无毒不成药"，重楼就是一味既有治病的一面，又有毒性一面的药物。关于"毒药"的含义古代有四种：一是指药物的总称；二是指药物的偏性；三是指药物的强弱不同，正如《素问·五常政大论》所说："大毒治病，十去其六；常毒治病，十去其七；小毒治病，失去七八；无毒治病，十去其九。"四是指药物的毒副作用，把毒性强弱分为小毒、常毒、大毒、无毒四类。

重楼性味苦寒，有小毒，入肝经，主要有清热解毒功效，正是因为清热解毒之力较强，用来治疗肝癌、乙肝报道甚多。余所治乙肝的患者较多，在方中也加了重楼15g，患者每每服药10剂以上，经常发生感冒，查血常规白细胞总数降低，连续出现5例。

如张某，男，37岁，家住重庆市梁平县，2004年3月25日初诊。患者体检发现乙肝"大三阳"1年余，经朋友介绍，前来我处就诊。刻诊："大三阳"1年余，肝功能正常，口干，腰膝酸软，右胁肋时有胀痛，舌红苔黄，脉弦滑。治宜清热解毒，益气扶正，用乙肝转阴汤加减。

药用：茵陈15g，虎杖10g，马鞭草15g，败酱草15g，黑蚂蚁15g，赤芍15g，白芍10g，三七粉10g（冲服），炮山甲4g（冲服），杜仲20g，怀牛膝20g，续断15g，桑寄生20g，莪术15g，肉桂10g（后下），丹参30g，郁金20g，延胡索30g，炒白术15g，炒山楂10g，重楼15g，甘草6g。10剂，水煎饭前温服，一日3次。

二诊：4月10日，患者服完10剂药后说怕冷经常感冒，其他症状减轻，检查血常规WBC（白细胞）2.1×10^9/L。余反复斟酌处方，怀疑是重楼的问题，故上方去重楼，加黄芪30g，灵芝20g，淫羊藿15g，增强免疫功能。经现代药理研究证实，"黄芪多糖能促进 RN 和蛋白质的合成，使细胞生长旺盛，寿命延长，并能抗疲劳，耐低温，抗流感病毒。"10 剂，用法同上。

三诊：4 月 28 日，药后患者感冒未再发生，复查血常规恢复正常，临床症状消失。因此，余认为重楼较大剂量（10g 以上），连续服用 150g 以上，就会白细胞减少，降低人体免疫功能；小剂量（10g 以下）、短时间（10 天以内）应用没有此不良反应。我经常治风热感冒发热的患者，用银翘散加重楼 10g，贯众 15g，效果很好，没有发现不良反应。可见，临床应用中药，合适的剂量，恰当的时间是非常重要的，正如瑞士医生巴拉塞克苏斯所说："一切都是毒，无毒则无药，只有合适的剂量，才能使有毒变为无毒。"当然，例数偏少，尚需做深入的研究，仅供同道参考。

中医养生的精髓

主要包括两个方面：一是精神调摄，要清心静态，无杂念妄想，即"恬淡虚无"。是指人要有一个平和的心态，心态好，阴阳就平和协调，气血、气机就调畅，人就能长寿，即是《内经》所说"阴平阳秘，精神乃治"。若心态不好，胡思乱想，经常处在一种抑郁状态，精神不振，免疫功能就会低下，疾病就会发生，寿命缩短。二是生活调摄，包括顺应自然，适寒温，适度锻炼，饮食有节，起居有常，劳逸适度，才能保持身体健康，延年益寿，正如《素问·上古天真论》所言："上古之人，其知道者，法于阴阳，和于术数，饮食有节，起居有常，不妄作劳，故能形与神俱，而尽终其天年，度百岁乃去。"必须强调，锻炼不可过度，绝大多数人只知道"生命在于运动"，却不知道"生命还在于静养"，运动过度，"劳则气耗"，就会损伤人体正气。养生必须"动静结合"，保持阴阳相对平衡协调，太过或不及都是不正确的。中医养生，归纳起来就四句话：基本吃素，坚持走步，遇事莫怒，劳逸适度。

米醋泡生姜方

［制作方法］食用 90 米醋 1500g，生姜（嫩姜、仔姜）2500g，把生姜洗净，晾干，切成片，先把生姜装入玻璃罐中，加入米醋浸泡，没过生姜，密封 7 天后食用。

［功效］减肥降脂，降压降糖。

［用法］佐餐食用，每天早餐吃 4 片。

[机理] 中医认为,上午为阳中之阳,生姜为辛温之品,借助天时,能升发人体阳气,正如俗话所言:"早上吃姜,当喝参汤,晚上吃姜,当吃砒霜。"生姜有健胃开胃的作用,能增强人体食欲;生姜是子姜,好比幼儿,犹如旭日之初生,草木之方萌,蒸蒸日上,欣欣向荣。醋可以活血开胃,促进消化,消食化积;可防止高血压,降血糖,软化血管;还具有解毒作用;醋含有丰富的氨基酸和有机酸,有利于身体中脂肪的转化,有利于减肥;醋能减轻姜的辛辣味道,便于食用。米醋营养更丰富,加之浸泡后外观颜色可观,能增强食欲感。

[使用注意] 胃热重,胃脘灼热,泛酸者不宜食用。

[病案] 张某,男,65 岁,有中度脂肪肝,胆固醇 6.25mmol/L,甘油三酯 1.9mmol/L,空腹血糖 7.57mmol/L,腹围 105cm。从 2020 年 1 月开始服用,1 年后体检,所有指标正常,腹围减至 87cm。

癌症的食疗及预防

[食疗] 多吃碱性食物,少食酸性之品。碱性食物包括各种蔬菜、水果、菌类、坚果类及海生植物(海带、紫菜、海白菜)等。酸性食物包括鸡、鸭、鱼、肉、大米、酒等。长期坚持,对身体好处甚多。经常饮五菜汤可预防、治疗癌症。五菜汤:白萝卜 60g,白萝卜叶 90g,胡萝卜 60g,香菇 1 枚,牛蒡子 90g。熬汤喝。

[生活习惯] 法于阴阳,合于数术,饮食有节,起居有常,不妄作劳。长期不吃早餐、不运动、熬夜、吃夜宵等,这种不良的生活习惯,会严重影响身体健康,日久会酿成癌症。

花生莲苡粥

[药物组成] 花生 15g,红枣 10g,莲子 15g,山药 15g,薏苡仁 100g。

[制作方法] 将上药放入锅中,加水适量,煮粥。

[用法] 每天早餐食用。对各种结节(如肺、乳腺、甲状腺结节等),各种肿瘤(包括良性、恶性),各部位的囊肿(肝肾、卵巢、声带囊肿等),子宫肌瘤等,既有治疗作用,也有预防效果。

[功效] 补益肝肾,滋阴润肺,健脾除湿,软坚散结。

[主治] 各种结节、肿瘤、囊肿、肌瘤等。

[方解] 花生性味甘、平,入脾肺经,具有滋养补益作用,能延年益寿,故

民间又称为"长生果"。李时珍《本草纲目》载："花生悦脾和胃，润肺化痰，滋养补气，清咽止痒。"大枣补中益气，养血安神；莲子益肾补脾；山药平补肺脾肾；薏苡仁甘淡利湿，健脾止泻，清热排脓，解毒散结，据现代药理研究证实，本品有治疗扁平疣、恶性肿瘤等作用。全方配合共奏补益肺脾肾，除湿解毒，软坚散结之功。